대놓고 이야기해도 돼!
십 대가
나누어야 할
성 이야기

대놓고 이야기해도 돼!
십 대가 나누어야 할 성 이야기

초판 1쇄 발행 2021년 6월 15일
초판 2쇄 발행 2022년 5월 10일

지은이 임영림
펴낸이 이지은 **펴낸곳** 팜파스
기획편집 박선희 **마케팅** 김서희, 김민경
디자인 조성미

출판등록 2002년 12월 30일 제 10-2536호
주소 서울특별시 마포구 어울마당로5길 18 팜파스빌딩 2층
대표전화 02-335-3681 **팩스** 02-335-3743
홈페이지 www.pampasbook.com | blog.naver.com/pampasbook
이메일 pampas@pampasbook.com

값 13,800원
ISBN 979-11-7026-412-5 (43510)

대놓고 이야기해도 돼!
십 대가
나누어야 할
성 이야기

임영림 지음

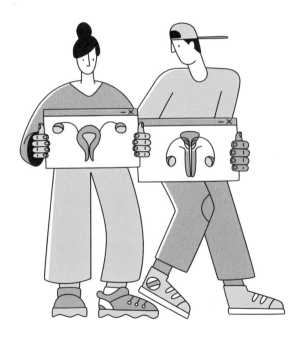

팜파스

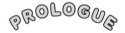

말로만 개방적인 척하는 게 아니라
정말 대놓고 이야기할 수 있어야 해요

저는 요즘 들어 '사소한 습관이 내가 된다'는 생각을 자주 합니다. 우리가 보내는 하루하루에 담긴 말 한마디, 행동 하나, 생각 하나하나가 모여 나를 이룹니다. 그리고 그건 상대방도 마찬가지입니다. 우리는 생활 속에서 다른 사람들의 말, 행동, 생각에 영향을 끼치고, 또 받으면서 살아갑니다. 자라면서 더 큰 세상에 나아가고 더 많은 사람과 소통하면서 나의 생각과 신념을 만들어 가지요.

그리고 그 모든 것에는 나의 성(性)이 관련되어 있습니다. 어딘지 모르게 불편하게 느끼는 말에는 성 고정 관념이 담겨 있고, 나도 모르게 하는 선택에는 성과 관련된 판단이 들어 있습니다. 성은 우리의 중요한 속성이기에 그것을 잘 인지하고 소통하며 살아가는 것은 우리가 성장하는 데 큰 도움이 됩니다.

그런데 이렇게 중요하고 소중한 성을 우리는 드러내 놓고 이야기하는 것을 꺼립니다. 사실 성처럼 쉽게 선입견이 생기는 영역도 드물 것입니다. 선입견이 쉽게 생긴다는 것은 그만큼 대놓고 이야기한 경험이 적다는 뜻입니다. 서로 이야기를 나눌 기회가 적어서 내가 가진 고립된 생각으로만 판단해버리는 일이 많다는 것이지요. 그만큼 오해도 쉽게 생기고, 상대방과 소통이 원활하게 되지 않는 일도 많아집니다. 다른 사람의 다양한 생각을 들어봐야 잘못된 선입견도 바로잡게 되고, 또 생각을 발전시킬 수 있는데, 성에 대해서는 이야기하는 것을 터부시하고 있으니까요.

이 책을 통해, 청소년 여러분이 성에 대해 좀 더 대놓고 이야기를 나눌 수 있는 분위기가 만들어졌으면 좋겠습니다. 말로만 성에 대해 개방적인 척하는 사회가 아니라, 정말 성에 대해 자연스럽게 대화하고 인정하고 소통할 수 있는 사회가 되었으면 좋겠습니다. 십 대 여러분도 엄연히 성적 존재로서 인정받고 선택하고 이야기할 수 있어야 하니까요. 그렇게 하기 위해서는 십 대 여러분도 성에 대해 관심을 두고, 대화도 많이 나누어 그 속에서 성인지 감수성을 키워야 할 것입니다.

이 책을 쓰면서 설문 조사에 응해 준 많은 청소년 여러분께 감사를 드립니다. 학교 현장에서 보건 교사로서 만나 온 학생들의 고민을 최대한 담으려고 노력했습니다. 모쪼록 이 책이 청소년들이 지닌 현실 고민과 궁금증에 도움이 되었으면 좋겠습니다. 또한 글을 쓰면서 생활 속에서 나다움을 가꾸도록 도와준 가족들과 사회에서 나다움을 찾도록 격려해 주신 박경민 교수님께 감사를 드립니다.

임영림.

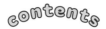

contents

SEXUAL

자라나는 내 몸에 일어나는 변화를 소중히 바라보기 위해

chapter
1

내 몸은 나의 것,
다른 사람의 시선에서 벗어나 내 몸을 사랑해요

나의 성적 주체성 확립하기

어른이 되어 가는 내 몸,
어떤 일이 일어나고 있을까요?

남녀 생리 감수성 높이기

성, 나 혼자만의 문제로
보지 않아야 하는 이유

생명 감수성 높이기

GENDER

나의 성과 세상의 성은 연결되어 있으니까요!

chapter 4

사랑이 너무 어렵다면?
사랑 또한 관계로서 바라봐야 해요!
사랑이란 이름의 성숙한 관계 맺기

chapter 5

우리 사회는 얼마나 성에 대해 열린 시선을 가지고 있을까요?

젠더 감수성 높이기

chapter 6

폭력적인 관계에서 벗어나 성인지 감수성을 높여요!

성인지 감수성 높이기

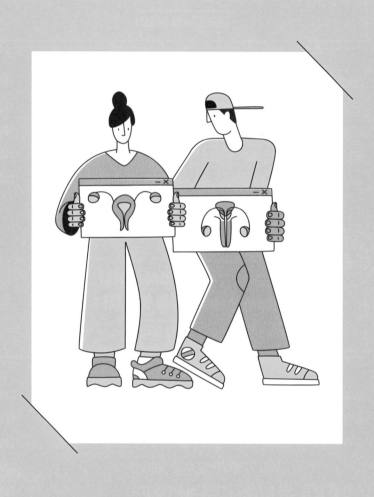

SEXUAL

자라나는 내 몸에
일어나는 변화를
소중히 바라보기 위해

chapter

1

내 몸은 나의 것,
다른 사람의 시선에서 벗어나
내 몸을 사랑해요

나의 성적 주체성 확립하기

우리의 몸은 다양해서
더 아름답다

"선생님, 어제저녁을 굶었더니 힘이 없어요."

"저녁을? 왜?"

"당연히 살 빼려고 굶었죠. 어떻게 하면 빨리 살을 뺄 수 있을까요?"

"그런 게 어디 있어. 굶지 말고, 먹으면서 운동으로 살을 빼야지."

기운 없는 얼굴로 대꾸하는 학생의 어깨는 축 처져 있습니다. 수업 시간에는 힘이 없어 엎드려 있는 광경을 흔히 볼 수 있지요. 사실 그 학생만의 일은 아닙니다.

"저 살 빼려고 설사약도 먹어 봤어요.", "밥을 안 먹을 순 없고, 먹고 바로 토해요.", "저는 과체중이에요." 다른 학생들이 입버릇처럼 말하는 이야기들입니다. 하루에도 여러 번 보건실에 들러 체중을 재어 보기도 하지요.

그럴 때마다 저는 고개가 갸우뚱해집니다. 그렇게까지 무리해서 살 빼지 않아도 될 것 같은 친구들이 대부분이기 때문입니다. 게다가 그런 방식으로 살을 빨리 빼면 건강을 해칠 수 있어요. 면역력이 약해지거나, 건강에 큰 타격을 입을 수 있습니다. 하지만 마치 유행처럼 스스로 '과체중'이라고 여기고 다이어트를 하는 십 대들이 많습니다. 유튜브에 자신의 다이어트 과정을 찍어서 올리기도 하지요.

여학생들만 다이어트에 몰두하는 건 아닙니다. 남학생들은 남학생들만의 몸에 대한 선망이 또 있거든요. 대다수 남학생은 복근이 멋있는 근육질 남자를 부러워합니다. 어떤 친구들은 자랑스럽게 친구들 앞에서 팔뚝을 자랑하기도 하고, 부러워하는 반응에 우월감을 느끼기도 합니다. 그런 모습을 보며 나도 모르게 '저 몸매가 되어야 한다', '저런 몸이었으면 좋겠다'라는 욕구를 더욱 느낄 수도 있겠지요.

물론 아름다운 신체를 원하고, 내 몸을 그렇게 만들려는 것은 나쁜 일이 아닙니다. 그러나 그것이 지금 내 몸을 별로라고 생각하게 만든다면, 다시 생각해 봐야 하지 않을까요? 건강을 위해서가 아니라, 남들에게 부러움을 사기 위해서 혹독한 다이어트를 한다는 것은 어쩌면 '내가 내 몸을 남의 시선으로 바라보고 있다'는 방증일 수도 있으니까요.

남들이 보기에 예쁜 몸. 그러므로 남들보다 더 멋져야만 하는 몸.

그렇지 않으면 별로이고 보기 싫은 내 몸. 혹시 이렇게 생각하고 있지는 않나요?

만일 그렇게 된다면 내 몸의 주인은 내가 아니라 남의 시선이 될지도 몰라요.

여러분은 2차 성징이라는 몸의 변화를 경험하고, 그러면서 달라진 신체에 대한 성 가치관을 세워 나가는 시기를 보내고 있어요. 그럴 때 내가 나의 몸에 대해 어떻게 받아들이느냐에 따라 자기 이미지도 달라집니다. 물론 '자아존중감'도 달라지지요. 생각해 보세요. 나의 몸을 좋아하면 당연히 나 자신도 좋아하게 되겠지요? 그런데 나의 몸을 싫어한다면? '나에 대한 이미지'도 안 좋아질 거예요.

특히 십 대 시기는 외모에 대해 가장 민감한 때라서, 외모에 대한 이상도 커지고 그에 비교해 자기 외모에 대한 자신감도 떨어지기 십상입니다. 수시로 타인과 자신의 외모를 비교하다 보니 안 좋아 보이는 구석만 더 보게 되는 거죠.

맘에 드는 외모로 고치면 안 되나요?

다양한 방송이나 광고 등에서 다이어트나 트레이닝, 성형을 거쳐 아름다운 외모나 몸을 만드는 것에 대한 메시지를 많이 보게 됩니다. 연예인들이 비포(Before), 애프터(After) 사진을 보여 주며 다이어트와 성형이 너무 쉽고 간단한 것처럼 보여 주지요. 그리고 비포였던 시기를 실패하고 좌절했던 시간처럼 이야기하지요. 이런 메시지들이 모이고 모이면 전체적인 사회 분위기까지도 조장하게 됩니다. 외모를 엄청나게 중시하는 사회로 만드는 것이지요.

이처럼 외모가 개인 사이의 우열은 물론 인생의 성공과 실패까지 좌우한다고 믿어, 외모에 지나치게 집착하는 경향이나 사회 풍조를 '외모지상주의'라고 말합니다. 영어로는 '루키즘(Lookism)'이라고 하지요. 외모가 연애·결혼·취업·승진 등 생활 전반을 좌우한다고 여겨 외모를 가꾸는 데 많은 시간과 노력을 들이게 되지요. 성형이나 다이어트, 몸짱, 얼짱 열풍 등은 모두 외모지상주의가 반영된 결과들입니다.

이런 사회에 적응하려면 어쩔 수 없이 외모에 공들여야 할까요? 어쩌면 우리의 이런 생각이 모여서 외모지상주의 사회를 만들어 가는 게 아닐까요? 성 인권 수업 시간에 외모지상주의를 주제로 중3 토론 수업을 한 적이 있었습니다. "중3 겨울 방학에 성형 수술을 해도 될까?"라는 주제의 토론이었지요.

반대 측은 "학생 때는 사춘기이자 성장기"라는 점을 이야기했습니다. 십 대에는 성장기라 계속 자라므로 예쁘게 성형해도 변화가 생길 수 있으니 하지 않는 게 좋다는 의견이었지요. 얼굴 윤곽이 25~30세 사이에 완성된다는 것을 근거로 해 "성장이 마무리되고 나서 성형을 하는 것이 좋다."라고 주장했습니다. 찬성 측은 "중3 때 성형 수술을 하면, 고등학교 때 달라진 외모로 생활할 수 있어서 자신감이 올라간다."는 의견을 내세웠습니다. 모두 적절한 근거를 들었지만, 토론 끝에 학생 신분이지만 성형 수술을 해서 자신감이 올라가면 공부에 더

열중할 수 있다는 '찬성' 쪽이 우세했습니다.

저는 이 토론을 지켜보며 성형 수술이 분명 긍정적인 영향을 끼치는 부분도 있다고 생각했습니다. 내 자신감을 위해, 남들이 보는 내가 아니라, 내가 바라보는 나를 위해 성형을 택한다면 마냥 부정적이라고 볼 수는 없겠지요.

다만, 우리 몸은 성장 중이므로, 건강을 염두에 두고 시기와 이유에 대해 신중한 태도를 지녀야 합니다. 우리는 로봇이 아니기 때문에 원하는 대로 마구 여러 번 고칠 수 없으니까요.

또한 중요한 것은 내가 어떤 사회를 살아가고 싶은지를 생각해 봐야 한다는 것입니다. 여러분은 외모로 평가되는 사회를 살아가고 싶은가요, 아니면 외모보다 더 중요한 나만의 가치를 알아보는 사회를 살아가고 싶은가요? 만일 각자의 가치를 인정하는 사회에 살고 싶다면 나 자신부터 그런 사회를 위해 행동해 보는 것이 어떨까요.

아름다운 외모가 '나'라는 사람을 온전히 보여 주는 것은 아닙니다. 외모지상주의는 나라는 사람의 다양한 점을 외모로만 평가합니다. 그런 외모지상주의의 문제점을 알고 그런 메시지를 퍼붓는 대중문화를 비판적으로 봐야 합니다. 그리고 서로의 다양한 가치를 인정하는 능력을 길러야 합니다.

자신만의 이미지를 만든다는 것

앞니가 떡하니 벌어진 외모, 온몸이 얼룩덜룩한 반점으로 뒤덮인 외모, 얼굴에 깊은 상처가 남겨진 외모, 과체중인 외모. 여러분이 그런 외모를 가졌다면 어떤 생각이 들까요?

당장 이를 교정하고, 피부과에서 반점을 치료하고, 흉터 제거 수술을 하고, 살을 빼려고 하는 사람들이 대부분일 것입니다. 마치 자신의 신체를 큰 흉처럼 보는 것이지요. 일반 사람들이 보기에 이상적이지 않으니까요.

세계 1위 모델, 톱 모델, 전 세계적으로 사랑받는 배우, 플러스 사이즈 모델.

앞서 이야기한 외모의 주인공들입니다. 세계적인 모델 라라 스톤은 떡 벌어진 앞니 두 개를 마치 그녀의 시그니처처럼 사진에서 당당하게 드러냅니다. 어렸을 때부터 백반증을 앓아 온 캐나다 출신 모델 위니 할로우는 자신의 얼룩덜룩한 피부를 숨기지 않고 활발히 활동합니다. 그녀의 당당한 모습에 많은 사람들이 찬사를 보내지요.

얼굴에 깊은 상처가 있는 프랑스 배우 가스파르 울리엘은 어릴 적에 개에게 다친 얼굴 흉터를 마치 자신의 매력 포인트처럼 여기고 살지요. 국내 플러스 사이즈 모델로 활동하는 김지양 씨는 '있는 그대로의 자신이 아름답다'고 자신감 있는 모습을 보여 줍니다.

어떤가요? 획일적인 기준으로 볼 때는 단점이었던 외모가 자기만의 긍정적인 기준을 가지고 보니 개성이 되었지요? 더군다나 요즘은 나만의 개성이 더욱 필요한 시대이니까요. 인형처럼 획일적인 모습보다는 나만이 가진 외모를 개성으로 삼아 나를 더 돋보이게 하는 매력으로 만들어 보는 건 어떨까요.

장점은 더 큰 장점으로, 단점은 개성으로 발전시켜 보세요. 나만의 분위기를 만들어 보는 건 어떨까요? 사실 미의 기준은 늘 변합니다. 패션에 유행이 있는 것처럼요. 이 기준에 나 자신을 매번 억지로 끼워 맞추기보다는 나만의 매력을 찾는 쪽이 더 흥미진진하고 자존감이 높아지는 길일 거예요.

만일 아무리 봐도 나는 그런 매력이 없는 것 같다고 느껴지더라도 너무 좌절하지 마세요. 어쩌면 혼자서는 나의 장점을 보기 어려울 만큼 자존감이 낮거나, 자기 이미지가 부정적인 상태일 수도 있거든요. 그럴 때는 혼자 고민하지 말고, 부모님이나 전문 상담가에게 도움을 요청하는 것도 좋은 방법이에요.

그리고 여러분의 몸은 계속 자라고 성장해 갑니다. 변화하는 과정에 있지요. 나 자신의 외모를 있는 그대로 아껴 주고 좋아해 준다면, 그런 마인드가 내 행동과 태도에도 묻어나게 됩니다. 당당하고, 자신감 있고, 또 빛나고 멋져 보이겠지요. 앞서 이야기한 유명인들처럼요. 그런데 달라질 가능성을 염두에 두지 않고 무턱대고 현재 자기 외모를 싫어한다면 외모에 대한 왜곡된 생각이 생길 수 있어요. 심할 경우 거식증, 폭식증과 같은 섭식 장애까지 나타날 수 있지요.

그러므로 저는 무엇보다 여러분이 자신의 몸을 그 자체로 긍정하는 연습을 해 보았으면 합니다. '나 자신을 긍정적으로 봐야지!'라고 생각한다고 해서 단번에 시각이 바뀌는 건 아니에요. 우리가 살아가는 사회에 만연한 이미지가 우리의 시각을 자꾸만 바꾸려고 하거든요. 그러니 조금씩 자주 자신의 몸과 외모를 그 자체로 긍정적으로 보는 연습을 해 주어야 합니다.

자신을 긍정적으로 보는 연습은 다음과 같아요.

첫째, 자신에게 긍정적인 말을 하도록 합니다.

둘째, 남과 비교하지 않습니다.

셋째, 내 몸을 소중히 여기고 잘 돌봅니다.

넷째, 나는 아름답고 모든 사람이 나를 사랑합니다.

"그 누구도 아닌 나 자신이 되어 보자."

이런 말이 있어요.

"누군가가 되고 싶었다. 하지만 이제는 내가 되기로 했다."

여러분도 자신의 개성을 살려 누구보다 빛나는 '나 자신'이 되어 보는 건 어떨까요? 성형을 해서 남들이 보기에 똑같은 아름다움을 갖추기보다는 내가 생각한 매력과 멋짐으로 무장한 '나' 자신으로 사는 거죠. 한번 생각해 보아요. 하루하루를 설레는 마음으로 시작하고 오늘이 기다려지는…… 그런 두근대는 삶 있잖아요. 내 몸을 있는 그대로 소중히 여기고, 날마다 긍정적으로 바라본다면 충분히 그러한 삶을 살아갈 수 있을 거예요.

외모지상주의 마인드맵(생각 펼치기) 활동을 해 봅시다.

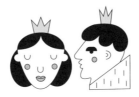

외모

● 자신이 좋아 보이는(선망하는) 이미지를 찾아보고 왜(Why) 좋은지 이유
  를 써 봅시다.

● 자신이 좋아하는(선망하는) 이미지를 어떻게(How) 만들어 갈 것인지 적
  어 봅시다.

화장이 왜 나빠요?
자기 관리하는 건데?

"선생님, 이거 필통 아니고, 파우치예요."

"파우치?"

"네. 립밤, 틴트, 비비 크림 들어 있어요."

아, 하고 그제야 궁금증이 해소되었는데, 그런 저를 보고 학생은 당연한 걸 물어본다는 얼굴입니다. 사실 초등학생 여자아이들이 틴트는 기본이고, 비비, 파운데이션 같은 메이크업을 하는 일이 드물지 않습니다. 그렇다 보니 교실에서는 이런 일이 자주 벌어집니다. 유난히 빨간 입술을 한 학생이 있으면 선생님들은 클렌징 폼과 화장 티슈를 건네주면서 입술 메이크업을 지우고 오라고 합니다. 아이들은 지우고 나서 돌아서면 또 바르지요.

어른들은 학생들이 화장하지 않아도 충분히 피부가 뽀얗고 입술이 붉다고 합니다. 반면 학생들은 "선크림만 발랐어요. 입술이 트니까 립밤 바른 거예요."라며 항의하지요. 어떨 때는 "화장하는 게 예의잖아요."라는 말도 하고요.

사실 이런 일이 교실에서만 있는 일은 아닙니다. 저는 아침 시간에 중학생 딸과 화장대 자리싸움을 하기도 했거든요. 출근 준비로 바쁜데, 중학생 딸이 화장대 앞에 앉아 한참을 차지해서 실랑이를 겪어야만 했습니다. 중학생 딸아이는 앞머리를 헤어 롤러로 말고, 뒷머리를 고데기로 펴느라 한참 시간을 보냈답니다. 아마 많은 집에서 이런 풍경이 벌어지지 않을까요?

또한 아빠 면도기로 다리털을 깎느라 욕실에서 한참 시간을 보내기도 했습니다. 겨드랑이와 다리 제모는 당연히 해야 한다고 생각하더라고요. 깨끗한 다리와 겨드랑이가 미관상으로도 좋고 연예인들은 물론 일반 사람들도 모두 제모를 한다면서 말이지요.

이처럼 화장과 꾸밈을 하는 걸 일종의 자기 관리처럼 보기도 합니다. 그리고 그 대상도 점점 확대되어 이제는 청소년은 물론 어린이들도 화장을 하고 있지요. 예전에는 화장하는 십 대들을 소위 '노는 친구들'이라고 보았는데, 요즘은 당연한 자기 관리 영역으로 여겨서 안 하면 오히려 이상할 지경이 되었습니다. 여학생은 물론 남학생들도 비비 크림이나 헤어스타일링에 신경을 쓰고, 패션에 관심을 두지요.

외모에 관심이 커지는 십 대 시기에 화장을 어른들의 전유물이라고 하는 것은 조금 시대에 뒤떨어진 이야기처럼 들릴지도 모르겠습니다. 하지만, 그것이 안 하면 이상한 영역이 되는 것만은 다시 생각해 봐야 할 것 같아요. 앞서도 이야기했지만, 외모에 대한 관심이 지나치면 자칫 외모지상주의가 만연해지기 쉽기 때문입니다. 화장을 해도 좋지만, 안 해도 좋은 것. 이런 선택의 영역으로 두는 것이 어떨까요?

적어도 "요즘 화장 안 하는 십 대가 어디 있어요? 안 하면 게으르고, 자기 관리 안 하는 거예요."와 같은 말이 당연해지지 않았으면 합니다. 화장이 귀찮고, 하고 싶지 않지만 튀어 보일까 봐 대세에 따라서 하는 친구들도 있을 테니까요.

'탈코르셋'이라는 말을 들어 본 적이 있나요? '코르셋'은 여성의 몸매를 보정해 주는 속옷을 말해요. '탈코르셋(脫 corset)'이란, 코르셋으로 대표되는, 과거부터 지금까지 여성이 예쁘게 꾸미기 위해 해 온 활동들에서 벗어나자는 의미의 말입니다. 이를테면, 긴 머리 기르기, 피부 관리, 화장, 몸매 관리 등에 노력을 기울이는 것을 멈추고, 자유로운 '나의 모습'으로 살아가려는 사람들의 목소리와 움직임을 '탈코르셋'이라고 부르지요.

사실 어른들도 한번 외출하는 데 꾸미고 준비하는 시간과 노력을 생각해 보면 '꾸밈 활동'이 아니라 '꾸밈 노동'이라고 해도 좋을 만큼 힘들고 귀찮을 때가 많습니다. 억지로 해야 하는 '꾸밈 노동'이 아닌 자유롭게 해도 좋은 '활동'으로 본다면, 화장을 하지 않아도 이상하게 여기지 않을 거예요. 십 대 여러분이 화장을 당연하게, 꼭, 잘해야만 하는 것으로 받아들이기보다는, 자기 자신에게 어울리는 액세서리를 선택하듯이 선택의 자유가 있는 영역으로 보는 것이 어떨까 해요.

"외모 꾸미기를 어떻게 생각하나요?"

저는 성 인권 수업에서 이 주제에 대해 토론을 한번 해 보았답니다. 역시나 화장에 관심이 있는 친구들이 많아서 양측의 주장이 팽팽했습니다. 이 토론의 주장들을 살펴본다면 '외모 꾸밈'에 대해 다채로운 생각들을 하게 되지 않을까 하여 소개해 봅니다.

외모 꾸미기에 대한 긍정적인 주장

주장 1 개성을 표현하는 방법이다

예쁘게 보이고 싶은 것은 사람의 기본적 욕구입니다. 특히 십 대 청소년들은 외모에 민감해서 자신의 콤플렉스를 감추고자 합니다. '청소년이기 때문에', '나이가 어려서'라는 사회적 잣대로 꾸미기를 금지하기보다 어른과 동등하게 청소년의 화장도 개성을 드러내는 수단임을 인정해야 합니다.

주장 2 십 대들도 예뻐지고 싶다

청소년들이 자신을 가꾸기 위해 화장을 하는 것은 자기 욕망을 표현하는 것으로, 자연스럽게 형성된 하나의 문화입니다. 십 대들은 꾸미기를 통해 자신감을 높일 수 있습니다. 자신감이 생기면 매사에 긍정적으로 생활할 수 있습니다. 예뻐지고 싶은 마음을 억누르지 않고 표현하는 한 방법일 뿐이므로, 화장을 부정적으로만 보아서는 안 됩니다.

주장 3 청소년의 새로운 문화다

교복을 줄여 입는 것을 심각한 문제로 인식하기보다 청소년만의 문화로 받아들여야 합니다. 마찬가지로 화장도 청소년의 또래 문화 중 하나로 보아야 합니다. 화장하는 청소년을 두고 탈선을 걱정하는 시선이 있지만, 화장을 자유롭게 할 수 있는 외국 청소년을 비행 청소년이라고 단정하지 않는 것처럼 지나치지 않은 화장이라면 그 나이 대의 유행이라고 여기는 자세가 필요합니다.

주장 4 스트레스를 풀 수 있다

대다수 중고등학생은 늘 학업 스트레스에 시달립니다. 게다가 우리나라 중고등학교는 경직된 헤어스타일이나 일률적인 교복 등 틀에 맞춘 차림새를 강요합니다. 청소년에겐 이런 규정된 외양이 스트레스로 다가옵니다. 이런 상황에서 꾸미기는 스트레스를 풀 대안이 없는 청소년이 학업 스트레스를 풀 수 있는 놀이 문화 중 하나입니다.

주장 5 화장이 꼭 해로운 것은 아니다

청소년 때 화장을 하면 피부 건강에 좋지 않다고 생각하지만, 최근에는 십 대 소비자에 맞춰서 자극이 덜한 제품이 출시됩니다. 호르몬

영향을 많이 받는 청소년 시기에 화장품을 잘 이용하면 효과적으로 피부를 관리할 수 있습니다. 화장하면서 어릴 때부터 피부를 올바르게 관리하는 법을 배운다면 문제가 되지 않습니다.

외모 꾸미기에 대한 부정적인 주장

주장 1 화장은 청소년의 피부에 좋지 않다

청소년기는 피부가 한창 예민한 시기입니다. 잦은 화장이나 진한 화장을 하면 타르 색소나 화학 약품에 노출되기 쉬워 피부 건강에 나쁜 영향을 끼칩니다. 게다가 청소년 때부터 화장을 하면 피부 세포가 죽고 노화가 빨리 진행된다고 합니다. 화장품을 써서 나빠진 피부를 가리기 위해 더한 화장을 하면 피부가 더 나빠지는 악순환도 생깁니다. 또 전문가들은 깨끗한 피부를 위해 세안을 꼼꼼히 할 것을 권합니다. 하지만 청소년 시기에는 화장을 깨끗이 지우고 피부를 관리하는 방법을 잘 모르기 때문에 착색이나 피부 트러블 등이 생기고 노화를 앞당길 수도 있습니다.

주장 2 외모지상주의에 빠질 수 있다

자신의 외모를 꾸며 자신감을 얻는 것은 좋지만, 예뻐지고 싶다는 욕망이 지나치면 외모지상주의에 빠지기 쉽습니다. 자칫 외모로 사람을 판단하고, 아직 자기 생각을 정립하지 못한 청소년기에 '외모가 제일 중요하다'라고 여기는 등 잘못된 가치관이 형성될 수 있습니다. 십 대에는 어설프게 어른들의 화장을 따라 할 것이 아니라 특기나 취미 활동을 통해 개성을 표현하는 것이 바람직하다고 생각합니다.

주장 3 어른처럼 행동하려 한다

피부 보정 정도의 가벼운 화장은 괜찮지만, 화장이 익숙해지면 더 예쁘게 보이기 위해 점차 진한 화장을 하게 됩니다. 화장하면 왠지 달라져 보이는 외모 때문에 자신도 모르게 어른이 됐다고 착각해 어른처럼 행동하는 일이 있기도 합니다. 청소년은 아직 세상일에 대해 모르는 영역이 많고 가치관이 미성숙한 시기이므로 잘못된 길로 빠질 위험이 큽니다. 그러므로 어른을 흉내 내는 식으로 화장하고, 행동하는 것은 좋지 않다고 생각합니다.

주장 4 자기 일을 소홀히 한다

외모에 민감한 청소년은 자신을 치장하는 데 많은 시간과 노력을 투자합니다. 화장하고 헤어스타일을 만지는 데 몇 시간씩 쓰느라 공부하고 잠잘 시간을 줄인다면 자기 생활을 잘하고 있다고 보기 어렵습니다. 그뿐만 아니라 용돈의 대부분을 화장품 구매하는 데 쓰다 보면 쓸데없는 소비 욕구에 빠질 수 있습니다. 화장 자체가 나쁜 일은 아니지만, 외모를 꾸미는 데 치중해 자신의 본분을 잊어선 안 됩니다.

어떤가요? '십 대들의 외모 가꾸기'에 대한 다양한 의견을 보면 어느 편을 들어야 할지 고민이 됩니다. 외모가 예뻐지고 싶은 욕구를 무조건 억누르는 것도 옳지는 않지만, 그를 위해 많은 꾸밈 비용을 투자하고, 시간과 노력을 기울이느라 생활의 균형이 흐트러진다면 그 역시 좋지는 않겠지요. 자기 생활과 가치관은 어떤지 하나씩 생각을 정리해 보는 것도 좋을 것 같아요.

오랜 시간 동안 '꾸밈 활동'을 해 오고, 또 자기 욕구를 존중하는 것도 중요하다고 보는 저는 이런 생각이 들었답니다.

"인생에는 그 시기에 완성해야 할 과업들이 있어요."

십 대 여러분에게도 꾸미고 싶은 욕구가 있습니다. 여자는 물론 남자도 외모 꾸미기에 관심이 많다고 이상하게 볼 일이 아닙니다. 자기 자신을 가꾸는 활동은 이러한 욕망을 자연스럽게 표출하는 것으로도 보이지요. 또한, 성장호르몬으로 인한 여드름 같은 콤플렉스를 손쉽게 해결하는 용도로 화장을 할 수도 있습니다. 나의 행동에 몰입감을 높일 수 있다는 점에서 외모 꾸미기는 긍정적인 부분도 많아요. 하지만 문제는 시기와 균형입니다. 외모를 꾸미는 일로 자신의 본분을 잊어버린다면, 꾸미는 활동을 과연 자기 욕구를 자연스럽게 해결하는 방법으로 볼 수 있을까요? 인생에는 그 시기에 완성해야 할 과업들이 있습니다. 이를테면 청소년기와 사춘기는 학업과 더불어 어른으로 이행하는 여러 배움이 필요한 시기입니다.

오랜 기간 사회생활을 해 본 입장에서 보면 온전히 배울 수 있는 그 시간은 무척 짧고도 소중해요. 여러분의 배움은 삶의 기름진 토양이 됩니다. 이러한 배움을 등한시한 채 꾸미기에만 몰두하는 것은 자신의 욕구를 자연스럽게 배출하는 활동이 아니라 그쪽으로 도피하는 것이 아닐까 우려됩니다.

또한 과도한 화장이 여러분의 피부나 눈 건강에 영향을 주는 것은 사실이기 때문에, 반드시 건강을 해치지 않는 선에서 화장하고, 올바른 세안법 등을 알아두어야 합니다. 잘못된 화장으로 손상된 피부는 정말이지 복구하기가 너무 힘들거든요. 여러분의 지금 이 여리고 예쁜 외모를 최대한 지켜내는 시각으로 보았으면 좋겠습니다.

생각 토크

외모에 객관적인 점수를 매길 수 있을까?

TU켐니츠 대학교 심리학과의 요하네스 호네코프 교수는 외모에 대한 평가가 사람마다 얼마나 달라지는지를 알아보는 실험을 했습니다. 54명의 얼굴을 같은 조건에서 촬영한 후, 100명에게 평가하도록 했습니다. 그 결과 54명 중 22명이 외모 점수 1위라는 평가를 받았습니다. 그런데 이 외모 점수 1위를 차지한 사람들이 받은 가장 낮은 순위를 계산했더니 놀랍게도 평균 42위가 나왔습니다. 즉 누군가에게는 최고의 외모일지라도 다른 사람에겐 최악의 외모로 평가받을 수 있는 것입니다.

가슴 커지는 방법 혹은
작아지는 방법 없나요?

"저는 가슴이 너무 작아서 고민이에요."

"유제품을 먹으면 가슴이 커지나요? 저 가슴이 더 커질 수 있겠죠?"

"쌤. 고등학교 여학생 평균 가슴 사이즈가 어떻게 되나요?"

많은 학생이 또래 친구들보다 자기 가슴을 작다고 생각합니다. 작은 가슴이 왠지 좀 예쁘지 않은 것 같고, 솔직히 누구나 큰 가슴을 좋아하지 않느냐고 말하지요. 여자에게 가슴은 다른 신체 기관과는 다르게 인식됩니다. 여성의 가슴은 여성스러움의 상징이기도 하고, 출산 후에는 아기에게 모유 수유를 하는 중요한 역할을 하지요.

여자들은 사춘기가 되면 대부분 가슴이 발달합니다. 사람마다 얼굴이 모두 다르듯이, 여성의 가슴 크기 역시 모두 다릅니다. 한 속옷 회사의 조사 결과, 우리나라 여성의 평균 가슴 사이즈는 75A(75는 아래 가슴둘레, A는 컵의 크기)라고 합니다. 즉 아래 가슴둘레는 75cm이고, 위 가슴과 아래 가슴 둘레의 차이가 10cm 내외를 나타냅니다.

하지만, 누구나 그보다 크거나 작을 수 있습니다. 말 그대로 평균일 뿐이고 모든 성장에는 개인차가 있으니까요. 예를 들면 초등학생 때부터 가슴이 빠르게 발육하는 친구도 있고, 사춘기를 겪으면서 봉긋하게 나오는 친구들도 많아요. 지금 여러분은 가슴이 자라는 중이니까 걱정하지 않아도 된답니다.

여성의 가슴 크기에 가장 큰 영향을 끼치는 것은 부모님에게서 물려받은 유전자입니다. 키나 몸매도 유전자에 의해 대부분 결정되듯이, 가슴 크기도 마찬가지예요. 가슴이 너무 작아서 고민인 친구들이 많은데, 가슴이 크면 과연 좋기만 할까요?

만일 키도 작고 얼굴도 작고 마른 몸에 가슴만 크다면 어떨까요? 어떤 사람은 가슴이 너무 커서 고민이기도 해요. 가슴이 크면 마냥 좋을 것 같지만 정작 당사자들은 자기 가슴에 쏠리는 시선이 너무 버거워서 움츠러들기도 합니다. 한 방송에는 큰 가슴으로 고민인 여성이 나온 적이 있어요. 그 여성은 자신의 가슴이 너무 커서 평소 자세도 좋지 않고, 사람들이 괜히 자기 가슴만 보는 것 같아서 부끄럽고 불쾌하다고 토로했습니다. 가슴이 큰 게 좋을 거라는 예상과 당사자가 겪는 실상은 한참이나 달랐어요.

마냥 가슴이 풍만한 것보다는 자신의 체형에 알맞은 가슴 크기가 좋지 않을까요? 우리가 다른 신체보다 유독 가슴 크기에 신경을 쓰는 것은 어쩌면 이상적인 몸매에 대한 고정 관념 때문일 수도 있어요.

자꾸 이리저리 평가받아서 사실 무척 억울한 가슴

제2차 세계대전(1939~1945) 직후에는 마릴린 먼로와 같은 금발의 풍만한 가슴이 미녀의 기준이었어요. 그 후 클래식 시대(1950~1960년대)에는 할리우드의 여배우 오드리 헵번이 대표 미녀였습니다. 마르고 소녀 같은 그녀의 몸매는 미의 기준을 바꾸어 놓았습니다.

이처럼 미의 기준은 다양한 매체의 영향을 많이 받아요. 소녀의 매력과 풍만한 가슴을 함께 요구하는 '베이글녀' 역시 미디어에서 만들어 낸 산물이지요. 이처럼 여성들의 가슴에 들이대는 미적 기준도 시대에 따라 달라집니다. 그런데, 이 이상적인 미적 기준에 우리가 꼭 맞춰야만 할까요?

그저 미디어가 찬양하는 기준에 맞춰 평가하기에는 우리의 가슴은 너무도 소중합니다. 나의 소중한 신체이고, 또 다양한 일을 해내는 소중한 기관입니다. 정말이지 열일을 하는 우리 가슴에게 내가 정한 것도 아닌, 미디어가 정한 기준에 맞지 않는다고 아쉽다고 말한다면 너무 애처롭지 않나요? 설령 몰지각한 누군가가 가슴을 마구 평가하더라도 나만은 내 소중한 가슴을 예뻐하고, 사랑해야 하지 않을까요?

우리의 가슴은 내 소중한 신체의 일부분이기에 중요한 건 '내 가슴이 건강한가?', '젖꼭지가 함몰되지 않았는가?', '이상한 멍울 같은 건 없는가?' 등 건강상의 문제이지요.

이제부터 나의 가슴을 '평가의 대상'으로만 보지 말고, 건강하게 지켜야 할 신체로 보는 건 어떨까요? 아까도 말했지만 아직 청소년기는 성장하는 시기랍니다. 여러분의 가슴도 계속 자라고 있어요. 이러한 때 크기를 걱정하기보다는 잘 맞는 속옷을 착용해서 가슴이 처지지 않도록 하고, 자세를 바로잡아 건강한 몸매를 만드는 것이 더 중요합니다. 시간이 조금만 더 흐른다면 알 수 있을 거예요. 무조건 큰 가슴보다, 곧게 뻗은 균형 잡힌 몸매가 훨씬 더 근사하다는 것을요.

지금 내 몸에 맞는 속옷을 착용하고 있나요?

여성들은 사춘기에 가슴이 발달하기 시작하면서 브래지어를 입습니다. 이때 자신에게 알맞은 브래지어를 입는 것이 무척 중요해요. 그냥 또래들이 입는 것을 따라 입기보다는 자신의 체형과 가슴 크기에 맞는 브래지어를 골라야 한답니다. 브래지어는 가슴을 안정적으로 받쳐 주고 편안하게 감싸 주는 기능을 하기 때문이에요. 가슴과 어깨를 감싸는 속옷이기 때문에 1~3cm 정도 작은 차이로도 불편할 수 있어요.

예전에는 가슴을 조이고, 앞으로 모으는 속옷이 인기를 끌었어요. 옷을 입었을 때 모양이 예쁘다는 생각에 두툼한 패드가 들어간 브래지어를 선호하기도 했지요. 하지만 최근에는 그런 생각이 달라지고 있답니다. 그러한 속옷들이 겉으로는 예쁠지 몰라도 가슴 건강에는 무척 좋지 않기 때문이에요. 오래 입었을 때는 오히려 가슴 모양을 망

가트릴 수도 있고요.

요즘에는 와이어가 없거나 착용감이 아주 편안하고 부드러운 속옷들이 인기를 끌고 있어요. 여성의 몸을 있는 그대로 아끼고 건강하게 입자는 흐름에 맞춰 브라렛과 같이 가볍고 통풍이 잘되는 가슴 속옷들도 나오고 있지요. 여러분도 자기 가슴 크기에 맞는 브래지어를 골라 시착을 해 보고 편하고 활동성이 좋은 속옷을 입기를 바라요.

특히 자기 가슴 사이즈를 꼭 알아야 한답니다. 사이즈에 맞지 않는 브래지어를 입게 되면 모양이 처지고, 균형이 맞지 않을 수도 있습니다. 그래서 정확하게 나의 가슴 크기를 재어 보는 것이 좋아요.

가슴 크기를 재려면 먼저 맨 가슴에서 가장 높은 곳에 줄자를 두른 후 치수를 잽니다. 이때 등을 똑바로 세우고 줄자의 앞뒤 평행을 유지해야 해요. 그다음으로 가슴 밑 부분의 가슴둘레도 재어 봅시다. 보통 브래지어의 컵 사이즈를 알아보는 방법은 위 가슴둘레－밑 가슴둘레＝00cm입니다. 이때 나온 값이 '6~10cm'라면 A컵, '11~12cm'라면 B컵입니다. 자신의 가슴 사이즈에 맞는 브래지어를 잘 골라서 편안한 속옷을 입는다면 여러분의 몸도 더욱 아름답게 자라게 될 거랍니다.

운동으로 가슴 근육을 키워 보세요

청소년기는 성장의 시기입니다. 그러니 만약 가슴이 작다면 가슴 운동을 하여 근육을 키우는 것도 한 방법이랍니다. 마냥 걱정만 하거나, 추후 성형을 고민하기보다는 더 안전하고 손쉽게 시도해 볼 수 있는 방법이기도 하지요. 실제로 운동으로 가슴 근육을 발달시켜서 더 탄력적이고 예쁜 가슴을 만드는 사람이 많아요. 운동 습관을 들여서 건강을 지키는 것은 물론 예쁜 가슴도 얻는다니 일석이조가 따로 없지요.

자, 가슴 근육을 길러 주는 운동은 다음과 같아요. 팔 굽혀 펴기, 누워서 팔을 옆으로 벌렸다 모으기, 기지개 켜기, 손바닥 맞대고 힘주기 등 일상생활을 하면서도 손쉽게 할 수 있는 맨손 운동들이지요.

이러한 운동을 꾸준히 한다면 건강은 물론 예쁜 자세와 몸매, 더불어 자기 자신에 대한 자신감도 가질 수 있답니다. 어떻게 이런 것들을 다 얻게 되냐고요? 생각해 보세요. 우리는 자신감이 부족할 때 어떤 자세를 취하나요? 어깨를 앞으로 수그리며 구부정하기 쉽지요. 그러면 가슴도 움츠러들면서 크기도 작게 느껴집니다. 자신감이 늘어난다면 어깨도 펴지고 가슴도 더 내밀게 되어 예쁜 자세를 하게 되죠. 선생님의 생각에는 자신감이야말로 예쁜 가슴을 만드는 가장 중요한 키워드가 아닐까 싶네요.

나의 가슴을 재어 보고 나의 정확한 컵 치수를 알아봅시다.

- 나의 위 가슴둘레: (cm)
- 나의 밑 가슴둘레: (cm)

- 나는 (   )컵

컵 사이즈 정하는 기준

컵 사이즈	위 가슴둘레 – 밑 가슴둘레
A컵	10cm 미만
B컵	12.5cm 미만
C컵	15cm 미만
D컵	17.5cm 미만
E컵	20cm 미만
F컵	22.5cm 미만

부끄러워하지 않고
자신의 몸을 사랑하려면

"자신의 생식기를 관찰해 본 적이 있나요?"

어느 날 대학 병원에 연수를 갔는데 강사님께서 이러한 질문을 던졌습니다. 수업을 듣던 선생님들은 웅성거렸지요. 모두 어른들임에도 한 번도 자신의 생식기를 관찰한 적이 없었던 거예요. 저 역시도 마찬가지였답니다. 강사님은 이런 반응을 예상했다는 듯이 웃으며 제안했습니다.

"자, 자신의 생식기를 거울로 관찰해 보세요. 자신의 음순 속 생식기의 색깔, 모양 등을 자세히 보는 거예요."

생각해 보니, 우리 몸에서 생식기는 무척 중요한 기관임에도 다른 신체와 달리 드러나지 않아 일부러 보지 않으면 볼 수가 없지요. 으레 내 생식기도 책에서 나온 모양과 비슷하겠거니 하고 넘어가지요. 하지만 당연하게도 사람마다 생식기의 모양은 조금씩 달라요. 저도 강의를 듣고 난 후에는 한 번씩 거울로 관찰해 본답니다. 자신의 생식기 모양을 잘 알고 있으면 의외로 많은 도움이 됩니다. 내 몸에 맞는 속옷을 고르는 등 관리를 잘할 수 있게 되지요.

우리가 우리 생식기와 인사해야 하는 이유

학교에서 성교육 수업을 할 때 남녀의 생식기 구조를 알려 주려고 그림을 그리거나 자료를 보기도 하는데, 요즘에는 예전과 달리 학생들이 관심을 두고 진지하게 수업을 듣는 것 같아요. 그러한 변화가 참 반갑답니다.

예전에는 어쩐지 생식기에 대해 뭔가 부끄러워하는 사람들이 많아서 관심을 잘 드러내지 않는 경향이 있었거든요. 하지만 생식기는 우리 몸에서 정말 소중한 영역이고, 나이가 들수록 관련된 질병들도 많아 관리를 잘해야 해요. 그만큼 관심을 많이 가져야 한답니다.

다행스럽게도 요즘에는 학생들의 인식도 변하고 사회적으로도 생식기에 관한 거부감이 많이 사라진 것 같습니다. 남성의 생식기는 밖으로 나와서 관찰하기 쉽지만, 여성의 생식기는 몸 안에 있어서 관찰하기 어려워요. 그러므로 거울로 자신의 생식기가 어떻게 생겼는지 한번 관찰해야 해요. 다양한 일을 하는 내 몸의 생식기를 반갑게 만나 보세요. "안녕, 너 건강하게 잘 지내니?"하고요.

자, 내 몸의 생식기와 인사를 잘 나누었나요? 여성의 경우, 생식기와 바로 닿는 제품들을 많이 쓰기 때문에 관심을 기울일 필요가 있어요. 일단 어떤 구조를 지녔는지부터 살펴볼게요.

여성의 생식기는 크게 외음부, 내음부로 나뉘어요. 외음부는 겉으로 보이는 부분을 말하죠. 대음순, 소음순, 음핵, 질, 요도가 있습니다. 내음부는 보이지 않는 곳에 있어요. 자궁, 난관, 난소로 이루어져 있습니다.

외음부 중 밖에서 보이는 입술 모양을 '대음순'이라고 해요. 대음순은 음핵과 요도, 질의 입구를 덮고 있지요. 대음순은 음모로 덮여 있는데, 그 안에는 얇은 '소음순'이 있어요. 대음순과 소음순은 '질' 입구를 세균으로부터 보호하는 역할을 합니다. 소음순 위쪽에 조금 나와 있는 부분은 '음핵(클리토리스)'이라고 하지요. '질'은 월경이 흘러 나오는 통로이면서 '산도'라고 하여 출산할 때 아기가 나오는 길이기도 합니다.

여성의 생식기는 보통 음순에 가려져 겉으로는 잘 보이지 않아요. 그래서 관찰할 때는 손가락으로 음순을 잘 벌려서 나의 생식기 모양, 색깔 등을 봐야 하죠. 편한 시간에 편안한 자세로 다리를 벌리고 거울로 내 생식기를 관찰해 보세요. 처음엔 어색하지만 익숙해지면 괜찮아집니다.

또한 몸을 씻을 때 외음부를 손으로 만져 보고 몽우리나 아픈 느낌은 없는지 살펴보아야 해요. 특히 외부 생식기 주변은 갈색을 띠는데, 음순의 색깔이 다른 부분과 차이가 나는지, 돌출된 부분은 없는지, 염증은 없는지 살펴봐야 해요. 만일 이상이 있을 때는 산부인과에 방문하여 진료를 받아야만 합니다.

혹시 산부인과가 다 큰 어른들 혹은 임산부만 가는 병원이라고 생각해서 가기 꺼리고 있다면 그런 생각을 말았으면 해요. 최근에는 산부인과에 임산부만 가는 것이 아닌데 병원 명칭을 '산부인과'라고 부르는 건 적절하지 못하다는 의견이 크게 늘어나고 있어요. 그래서 앞으로는 산부인과가 아니라 '여성의학과'로 명칭을 바꿔야 한다는 의견이 많지요. 십 대들도 자주 여성의학과를 찾아서 자신의 몸이 건강한지 살펴보았으면 좋겠어요.

자신의 생식기를 관찰해야 하는 이유는 스스로 자기 몸을 사랑하기 위해서예요. 그래야 자신의 몸을 소중히 여기고 긍정하는 마음이 생기거든요. 또한 건강도 체크할 수 있으니 일거양득이겠죠?

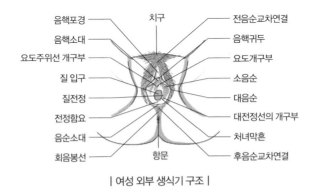

| 여성 외부 생식기 구조 |

음핵포경 치구 전음순교차연결
음핵소대 음핵귀두
요도주위선 개구부 요도개구부
질 입구 소음순
질전정 대음순
전정함요 대전정선의 개구부
음순소대 처녀막흔
회음봉선 항문 후음순교차연결

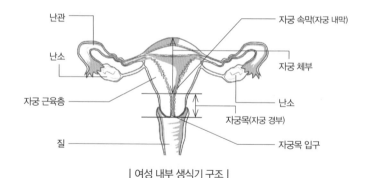

| 여성 내부 생식기 구조 |

여성의 생식기는 왜 몸 안에 있을까요?

여성의 생식기는 복강 내 골반 안에 있습니다. 아기가 안전하게 자라도록 보호하기 위해서지요. 내부 생식기와 외부 생식기는 서로 연결되어 있어요. 외부 생식기는 균의 감염을 막기 위해 소음순으로 가려져 있지만, 항문과 가까이 있어서 대장균 같은 다른 세균에 감염되기 쉬워요. 그러므로 대변을 닦을 때는 앞에서 뒤로 닦아야 합니다. 또한 생식기를 씻을 때는 비누를 지나치게 사용하지 않는 것이 좋습니다. 질에는 정상적인 균이 살면서 산성을 유지해 감염을 막아 주거든요. 그런데 비누 거품이 세포막 표면의 지질을 분리해 유익한 세균을 없앨 수 있으니 주의해야 해요.

남성의 음경은
클수록 좋은가요?

흔히 남자들은 큰 음경을 가지는 것이 좋다는 생각을 합니다. 그런데, 정말 그럴까요? 남자는 사춘기에 이르면 고환에서 남성 호르몬이 분비되면서 음경의 성장이 급격히 빨라집니다. 거의 성인 크기인 6~9cm에 이르게 되며, 20대 초반에 음경의 성장이 거의 완성됩니다.

많은 친구가 자신의 음경을 좀 작다고 느끼는데, 이것은 보는 각도의 차이도 큽니다. 대한비뇨기과학회 전문가들에 의하면, 다른 사람의 음경은 정면에서 보기 때문에 실제 크기보다 커 보이지만 자기 음경은 위에서 아래로 보기 때문에 실제 크기의 약 70% 정도로 보인다고 합니다. 화장실에서 친구의 것과 자기 것을 비교하면 친구의 음경은 사선으로 보게 되어 위에서 보는 자기 것보다 커 보일 거예요.

2015년 영국의 의학 저널 〈BJU International〉에 따르면 남성의 음경이 발기하기 전에는 크기 차이가 있어도 발기를 하고 나면 비슷한 크기가 된다고 합니다. 또한 대한비뇨기과학회 전문가들의 말에 따르면 평균 음경의 크기는 발기한 상태로 12.7cm이라고 합니다. 하지만 평상시에는 3cm, 발기했을 때는 5cm만 넘으면 여성과의 성관계는 아무 문제가 없다고 합니다.

음경 크기 또한 사람마다 차이가 있습니다. 똑같이 생긴 얼굴이 없듯이 똑같은 음경은 없습니다. 살이 찌면서 체중이 불어나게 될 경우, 남자 음경의 크기가 작아 보일 수 있어요. 특히 배에 살이 붙어서 복부가 커지면 음경이 작게 보일 수 있어요. 이것은 발기 조직이 복부의 벽에 붙어 있어서 나타나는 착시 효과예요. 배에 살이 붙어 팽창하면 음경을 안쪽으로 잡아당기기 때문이지요. 하지만, 실제로 음경이 작아지는 것은 아니니 너무 걱정하지 않아도 됩니다. 살을 빼면 다시 원래의 모습으로 돌아올 수 있어요.

남자의 성기는 곧 남성성?

성 만족감이 꼭 성기의 크기와 비례하지 않는다는 연구 결과에도 불구하고, 많은 남성이 자신의 성기가 크면 좋겠다고 생각하는 게 현실이에요. 남자의 성기 크기가 곧 남성성을 뜻하고, 남자다움을 돋보일 요소라고 생각하기 때문이에요. 실제로 십 대 친구들은 이런 질문들을 많이 합니다.

"쌤, 여자들은 남자의 음경이 클수록 좋아하는 거 맞나요?"

"성적 만족감은 성기가 클수록 커지나요?"

앞서도 이야기했지만, 대한비뇨기과학회 전문가들은 성적 만족감은 음경의 크기와 크게 관련이 없다고 해요. 오히려 음경이 너무 커서 여성의 질이 음경을 받아들이기 힘들면 성관계 시 상대방이 통증을 느낄 수 있어요.

그런데도 많은 남자들이 음경의 크기와 여성의 만족감에 대해 오해를 하는 것이 사실이에요. 예전부터 이런 인식은 있어 왔는지, 역사적으로 영웅들의 성기는 거대하게 묘사되기도 했지요. 이런 영향으로 큰 음경을 사내다움으로 받아들이는 경향이 있는 것 같아요. 이 역시 고정 관념에 불과하며, 잘못된 성 문화라는 것을 알았으면 해요. 오히려 성기가 지나치게 크면 여성의 질에 상처를 입히기도 해요. 2차 성징이 아무 문제없이 지나갔다면 성기의 크기로 인한 삶의 지장은 아무것도 없습니다.

실제로 남자들 사이에서는 친구보다 성기가 작다는 생각에 열등감을 느끼는 일이 꽤 흔합니다. 사실이 아닌 고정 관념으로 쓸데없는 열등감을 느낄 필요가 있을까요? 성기를 남자다움과 연결하는 사람들은 과학적이지 않은 사실을 근거로 우기는 거랍니다. 그런 사람들과 일부러 비교해 위축될 필요는 전혀 없어요. 그보다는 자신의 몸을 아끼고 자신감을 갖는 태도가 더 매력적이라고 생각해요.

사실 성기는 크기보다 상태가 어떤지를 더 중요하게 생각해야 합니다. 특히 '함몰음경'인 경우에는 큰 관심이 필요해요. 함몰음경을 잠복음경이라고도 합니다. 이는 음경이 살 속에 파묻혀 있는 것을 말합니다. 간혹 비만인 경우, 배가 나와 잠복음경으로 보이기도 하지요. 하지만 체중 관리를 하면 정상에 가깝게 됩니다.

만약 함몰음경(잠복음경)으로 기형이거나 기능적으로도 문제가 있을 경우에는 수술적 교정이 필요합니다. 가뜩이나 예민한 청소년기에 함몰음경(잠복음경)에 의해 자신감이 떨어지거나 정신적인 스트레스를 받으면 호르몬에 불리하게 작용하여, 성기 성장이나 2차 성징이 늦어질 수 있습니다.

하지만 함몰음경이라고 해서 낙심할 필요는 없어요. 그럴 때는 부모님과 함께 터놓고 대화하고 병원에 가서 진료를 받으면 됩니다. 치료가 필요하다면 빨리 치료할수록 좋고, 치료할 필요가 없다면, 그건 문젯거리가 되지 않을 테니 고민하지 않아도 되겠지요. 혼자만 고민하는 것은 오히려 심리적 트라우마를 만들 수 있습니다.

'코가 크면 음경도 크다'는 말을 들어 본 적 있나요?

이집트 속담에는 '남자의 음경은 코 길이로 알 수 있다.'라는 말이 있었습니다. 이를 굳게 믿은 나폴리 왕국의 여왕 요한나 1세는 코끼리의 코에 버금갈 정도로 큰 코를 가진 남성(안드레이)을 남편으로 맞이하였답니다. 하지만 첫날밤 남편의 작은 성기에 실망해서 견디지 못하고 결국 그를 살해했다는 이야기가 있습니다.

서양이건 동양이건 큰 코는 남성 성기의 상징이었음을 알 수 있습니다. 하지만 의학적으로 코와 음경의 크기는 전혀 관련이 없답니다. 지금 시기에 코가 큰 남자는 음경이 클 것이라고 믿는 사람은 아무도 없을 것입니다. 혹시 이런 터무니없는 속설에 휘둘리고 있다면 그럴 필요가 전혀 없답니다.

포경 수술을 꼭 해야 하나요?

'아플 것 같은데 포경 수술을 꼭 해야 하나요?'
'포경 수술은 언제 하면 좋아요?'

초등 고학년이 되면 학생도 학부모도 포경에 관심이 커집니다. 보통 6학년 졸업을 앞두고 포경 수술을 많이 합니다. 포경 수술은 음경 피부와 귀두 주변에 둘러싸인 피부 조직을 잘라내서 귀두를 노출하는 수술입니다. 흔히 포경 수술을 하는 이유는 남성 생식기에 자주 발생하는 귀두염, 포피염, 귀두 포피염, 요로 감염 등을 예방하고 위생적인 관리를 하기 위해서입니다. 귀두를 둘러싼 피부에 이물질이 쌓이면 그곳에 염증이 생길 수 있기 때문이지요.

포경 수술이 남성 본인은 물론 여자를 위해서도 필요한 수술이라고 하기도 하는데, 틀린 말은 아닙니다. 포경 수술을 하면 여러 가지 암 즉 에이즈, 여성의 자궁 경부암, 음경암 등을 줄이는 효과가 있기 때문입니다.

제 경우를 이야기해 보자면, 아들이 태어나자마자 산부인과에서 포경 수술을 해 주었습니다. 20년 전쯤에는 갓 태어난 신생아는 통증을 못 느끼고, 포경 수술을 무조건 하는 것이 좋다는 인식이 많았거든요. 지금 생각해 보니 아들이 얼마나 아팠을지 미안해집니다.

사실 포경 수술을 언제 하면 좋은지에 정답은 없습니다. 다만 너무 어린 나이에 포경 수술을 하는 건 권하고 싶지 않답니다. 어린 나이에 병원에 대한 트라우마가 생길 수 있고, 성기가 너무 작은 시기에 수술하면 적당한 피부 길이를 맞추기가 어려워서 점차 성장하며 성기가 자라고 발기가 되었을 때 포피가 짧아져 통증이 생길 수도 있습니다. 포경 수술을 하는 적당한 시기는 자신이 필요성을 이해하는 나이가 좋을 것 같군요.

제 아들이 태어날 때는 신생아 포경 수술을 하는 것이 대세였던 것처럼, 포경 수술도 사회 문화적인 영향을 많이 받습니다. 사람들의 인식에도 변화가 일면서 이제 포경 수술을 해도 그만, 안 해도 그만인 것처럼 생각하는 사람들이 많습니다. 포경 수술이 뭔지 아는 십 대 남자아이들에게 포경 수술은 꽤 공포의 대상이 되지요. 따지고 보면 포경 수술이 반드시 해야 하는 수술은 아닙니다. 이 역시 선택의 문제이죠.

만일 발기할 때 귀두가 자연스럽게 노출되고 깨끗이 씻고 청결하게 관리하기만 한다면 굳이 포경 수술을 하지 않아도 됩니다. 하지만 무턱대고 수술을 하지 말아야겠다고 마음먹지는 않았으면 해요. 발기가 되었을 때 귀두가 자연스럽게 노출되지 않고 포피염이 반복되거나, 부위에서 악취가 난다면 포경 수술을 하는 것이 좋기 때문이에요.

또한 포경 수술은 성기 크기나 성감대와는 상관이 없으니 이에 관해서는 걱정하지 않아도 됩니다. 내 몸에 관해 관심을 기울이고, 성적 주체로서 포경 수술에 대해서 생각해 보았으면 합니다.

가성 포경과 진성 포경을 구분해 봅시다

"가성 포경이라 수술 안 해도 된다는데 맞나요?"

'가성 포경'은 유아 시절에는 귀두가 포피로 덮여 있다가 사춘기를 지나며 음경이 성장하면서 포피가 자연스럽게 벗겨지게 되어 귀두가 노출되는 것을 말합니다.

'진성 포경'은 귀두와 포피가 붙어 있어서 포피가 전혀 뒤집히지 않는 상태를 말합니다. 진성 포경일 경우, 포피에 감염이 일어나거나 부위에 통증이 있을 수 있습니다. 포경 수술의 필요성에 대해서는 아직도 의견이 분분한 상태입니다. 대체로 가성 포경은 수술하지 않아도 되고, 진성 포경일 경우에는 위생을 위해 포경 수술을 권장하는 편입니다.

세계보건기구(WHO)의 보고서(2010)에 따르면 전 세계 남성의 약

30%가 포경 수술을 한다고 합니다. 이 중 이슬람 국가가 대부분인데 이유는 종교적인 의례로 생각하기 때문입니다. 이외에 아프리카 지역도 할례를 종교적 의례와 성인식으로 생각하는 원주민이 많기 때문에 포경 수술 비율이 높습니다.

이스라엘에서는 유대교 율법에 따라 생후 8일째 시행한다고 합니다. 중국과 일본, 북한 등 아시아 국가에서는 포경 수술을 거의 하지 않는다고 하네요.

포경 수술과 남성 생식기 관리법에 대해 알아봅시다

앞서 이야기했듯이 위생과 청결을 위해 그리고 귀두포피염과 감돈포경을 예방하기 위해서 포경 수술을 권하는 경우가 있습니다. 과거에는 꽤나 아픈 수술이었지만, 요즘에는 의료 기술이 발달하여 수술 통증도 많이 줄었습니다. 마취를 할 때 따끔한 정도이고 수술이 진행되는 동안에는 통증이 없습니다.

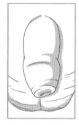

| 포경 전·후 |

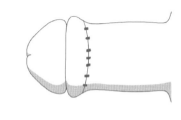

| 포경 수술 모습 |

수술 후 마취가 풀리면서 느끼는 통증은 있지만, 시간이 지나면서 붓기나 출혈이 자연스럽게 사라지며 통증도 크게 줄어듭니다. 포경 수술 후 일주일 정도가 지나면 일상생활을 하는 데 특별한 문제는 없습니다.

포경 수술을 하지 않는 경우, 이물질 등이 끼지 않도록 깨끗하게 관리를 해야 한답니다. 십 대 여러분은 포피가 변화하는 과정에 있으니 위생에 더욱 신경 써야 합니다. 샤워할 때 손으로 위쪽을 향해 부드럽게 밀면 포피가 자연스럽게 밀려 올라가니, 그러한 방법으로 깨끗이 씻으면 됩니다.

종교적, 문화적 의식이었던 포경 수술

남성 성기의 포피를 잘라 내는 것을 '할례'라고 합니다. 고대 이스라엘의 남자아이는 태어난 지 8일째 되는 날에 할례를 받아야만 했습니다. 히브리인은 할례를 통해서 이스라엘 공동체에 속하게 되었고 공적인 의식에 참여할 수 있는 권리를 얻었습니다. 할례를 통해서 이스라엘 백성의 한 사람으로서 하느님께서 이스라엘에 하신 약속을 나누어 받을 수 있다고 믿었습니다.

이처럼 포경 수술은 의학적인 이유보다는 종교적, 문화적인 이유로 시작되었습니다. 다른 민족들에게 할례는 사춘기 무렵 받는 일종의 성년식의 일부였습니다.

우리나라는 어땠을까요? 우리나라에서는 일제 강점기에 사람들의 위생 상태가 좋지 않았고, 그러다 보니 군 조직을 중심으로 포경 수술이 퍼지게 되었습니다. 광복 후에는 미국을 통해 소개되었으며 6·25전쟁 이후 군부대에서 포경 수술이 늘어났고, 1970년대에는 사회적으로 권장하는 분위기가 만들어졌지요. 1980년대에 이르러서는 마치 할례처럼 '남자=포경 수술'이라는 인식까지 생겼답니다.

하루 종일 야한 생각이
자꾸 떠올라요

"성(性) 하면 무엇이 떠오르나요?"

초등학생 저학년 학생에게 물어보면 "정자, 난자, 남자, 여자"라는 대답이 주로 돌아옵니다. 하지만 초등학생 고학년 학생들에게 물어보면 다른 대답이 돌아옵니다. "변태, 더러운 것, 야동, 섹스"와 같은 대답이 주로 나오지요.

성(性)에 대한 인식에는 부정적인 성과 긍정적인 성이 있습니다. 성에 대해 부정적으로만 이야기하고 부끄러워하거나 수치스러워하는 학생들에게 조심스레 "혹시 음란물을 본 적이 있니?"라고 물어보기도 합니다. 학생들이 성에 대한 올바른 가치관을 만들어 나가기 전에 음란물을 보게 되면 성에 대한 부정적인 선입견이 생기기 쉬워요. 음란물은 상업적인 면이 많아 과장되고 자극적인 장면과 상황들을 나열하기 때문에, 성이란 부끄럽고 수치스러운 것이라는 인식을 줄 수 있습니다. 실제의 성과는 한참 거리가 멀지요. 그래서 너무 어릴 때 음란물을 보게 되면 성은 더럽고, 변태스럽고, 부끄럽고, 감춰야 하는 것이라고 인식하게 될 우려가 있지요.

하지만 이처럼 부정적인 성을 많이 안다고 해서 나쁜 것도 아니고, 긍정적인 성을 이야기한다고 해서 좋은 것도 아닙니다. 성은 언제나 좋거나 언제나 나쁜 대상이 아닙니다. 부정적인 성도, 긍정적인 성도 우리가 가진 일상의 모습일 뿐이거든요.

온종일 야한 생각에 빠지더라도 일상생활을 건강하게 생활할 수 있다면, 걱정하지 않아도 된답니다. 나의 성적 호기심을 스스로 잘 대처하고, 잘 관리한다면, 아무런 문제가 되지 않습니다. 성 자체가 나쁜 것은 아니기 때문에 그러한 생각들을 어떻게 대하고 다스리느냐가 중요합니다.

야한 생각을 하고 호기심이 커지는 것을 이상하게 여기지 않고 내 생활을 즐겁게 유지해 나간다면 성에 대한 자연스러운 성장으로 나아가며 심리적인 안정감을 느낄 수 있습니다. 오히려 그런 생각을 억누르고 부정하며, 내가 잘못하고 있다고 자책한다면 성에 대한 인식이 왜곡되어 성장하게 될 수도 있어요.

하지만 성적 관심에 너무 집착하여 일상생활에 영향을 주거나 다른 사람에게 불편함을 끼친다면 문제로 봐야 합니다. 심리학자이자 의

사인 '지그문트 프로이트(Sigmund Freud)'는 그럴 경우에는 운동으로 성적 관심을 대체하라고 조언합니다.

한편 성에 대한 관심이 많은 것과 성범죄는 다르다는 걸 반드시 알아야 합니다. 상대방의 동의 없이 실제로 행동하게 되면 성범죄가 됩니다. 나의 성적 욕구를 타인을 대상으로 해결하는 것은 잘못된 성 행동임을 잊지 말아야겠습니다.

자꾸 생각이 나는 게 성호르몬 때문이라고?

성적인 관심과 생각이 왕성해지는 것은 사실 당연합니다. 여러분이 2차 성징을 겪고 있고, 몸에서 성호르몬이 나오기 때문이지요. 우리 몸은 성호르몬에 아주 큰 영향을 받고 있습니다.

그렇다면 성호르몬에는 무엇이 있는지 알아볼까요? 여성 호르몬으로는 에스트로겐과 프로게스테론이 있으며, 남성 호르몬은 테스토스테론이 있습니다. 사춘기가 되면 이러한 성호르몬이 왕성하게 분비되면서 많은 변화가 일어납니다.

특히 성적 호기심이 증가하고, 성 충동이 일어나지요. TV에 예쁜 연예인이 나오면 나도 모르게 야한 생각을 하게 될지도 모릅니다. 이것을 '변태'라고 부르는 것은 성의 부정적인 면을 먼저 생각하기 때문입니다. 하지만 성에 부정적인 면만 있는 것은 아니랍니다. 우리의 성에는 아름답고 긍정적인 면도 많이 있다는 것을 받아들였으면 합니다.

사춘기에 들어서면 자연스럽게 성에 대한 관심이 늘어나면서, 성관계에 대한 호기심이 커집니다. 여러 야한 생각이 떠오르기도 하는데, 그것은 자연스러운 것이니 부끄러워하거나 걱정할 필요는 없습니다. 왜냐하면 성적 욕구는 인간의 생존을 위해 필요한 기본적인 욕구 중 하나이기 때문입니다.

하지만 그런 생각이 계속해서 들면 몸과 마음이 편하지는 않겠지요. 그럴 때는 자신이 좋아하는 운동이나 컴퓨터 게임 등 무엇이든 내가 좋아하는 활동을 시도해 보는 것이 좋습니다. 그리고 친구, 부모님께 성에 관한 관심을 솔직히 이야기해 보는 것도 좋습니다. 혼자 꽁꽁 숨기고 있는 것보다 감정을 드러내면 오히려 별것 아닌 것처럼 마음이 가벼워집니다. 다른 사람과 이야기하면서 감정을 희석하는 것도 좋은 방법입니다.

생각 토크

성적 욕구를 조절하는 방법에는 무엇이 있을까요?

첫째, 직접 풀기보다는 대체 방법을 찾아보아요! 대체 방법으로는 운동, 음악, 미술 등 자신이 좋아하고 잘하는 활동들이 있어요.

둘째, 성적 욕구를 적절히 풀어 주어요! 성적 공상을 하거나 적절한 자위행위를 하는 것도 방법이 된답니다.

셋째, 성적 욕구를 꽁꽁 숨기지 말고 친구, 선생님, 부모님께 솔직하게 털어놓아요. 그러면 감정도 희석된답니다.

성적 취향이
남들과 다른 것 같아요

뮤지컬 〈제이미〉(2020, 중학생 이상 관람가)에는 '드래그 퀸'이라는 독특한 소재가 나온답니다. 주인공 제이미는 남과 다른 장래 희망을 품고 성장해 나가는 소년입니다. 그의 남다른 꿈은 바로 '드래그 퀸' (여장 남자)이 되는 것이죠.

제이미의 꿈을 알게 된 어머니의 반응이 눈길을 끌었는데, 어머니는 제이미를 있는 그대로 이해하고 그의 꿈을 지지해 줍니다. 제이미가 학교에서 변태 취급을 당하지만, 어머니는 그런 제이미를 감싸며 여장 남자는 변태가 아니라 그냥 취향일 뿐이라고 말해 줍니다.

어때요? 제이미와 어머니의 관계는 무대 위 스토리라서 가능한 이야기 같나요? 여장 남자가 꿈인 아들을 지지해 주는 어머니는 조금 이상적으로 보일 수도 있겠네요. 하지만 이것은 무대 위에서만 가능한 허구의 이야기가 아닙니다.

뮤지컬 〈제이미〉는 영국 BBC 다큐멘터리 〈제이미: 16살의 드래그 퀸〉을 보고 영감을 받아 만든 뮤지컬입니다. 실제 인물 제이미 캠벨과 그의 어머니 마거릿의 따뜻한 관계는 제이미가 성적 수치심 없이 자신이 품은 남다른 꿈을 긍정적으로 가꾸어 나가도록 도와줍니다.

편견 없는 성에 대한 자세, 가족 간의 따뜻한 지지가 있다면 성적인 고정 관념으로 가득 찬 사회에서도 당당하게 '나'로 살아갈 수 있음을 알려 주는 공연이었지요. 이것은 제이미가 원하는 성적 자아인 '여장 남자'에만 해당하는 이야기는 아닐 거예요.

인간은 누구나 성적인 존재입니다. 사회적으로 '여자다움', '남자다움'으로 성 역할이 고정되다시피 살아온 기성세대는 성을 남성과 여성으로만 나누려는 경향이 있습니다. 하지만, 단순히 남성과 여성으로만 나뉘지 않는 성의 영역이 존재하는 것이 현실이에요. 제이미처럼요.

분명 우리 주변에는 성에 대해 인식하면서 생물학적 성과 사회적 성에 대해 고민하는 이들이 있어요. 동성애, 양성애, 트랜스젠더(LGBT)와 같은 성적 소수자에 대한 시선도 숨기고 감추려 하던 예전과 달리, 드러내고 인정하는 쪽으로 변화의 바람이 일고 있지요. '남, 여'로만 나뉜 성별란에 끼워 맞추듯 성에 대한 인식을 강요하던 예전과 달리, 있는 그대로 자신의 성 인식을 포용하고, 인정하는 삶이어야 진정한 행복도 가능하다는 목소리가 높아지고 있지요.

또 자신의 성적 취향에 대해 고민할 수도 있습니다. 사람의 몸이 다양하듯이 성적 취향 역시 다양합니다. 예를 들면 '나는 특정한 속옷을 입고 성적 행위를 하는 것이 좋다'거나, '특정한 음악이나 특정한 조명 등 분위기를 잡고 나를 보는 것을 더 좋아한다' 등은 성적 취향입니다. 이런 취향에 대해 편견을 갖지 않고 솔직하게 대하며, 나만의 성적 취향이 어떤지도 찾을 필요가 있습니다.

"있는 그대로 성적 존재인 나를 인정해야 즐거운 삶이 가능합니다."

우리는 성에 대해 이야기하는 것을 부끄럽게 생각하는 경향이 있습니다. 어찌 보면 이런 경향은 성교육이 제대로 되지 않았다는 방증이기도 합니다. 우리의 인생에서 성은 빠트릴 수 없는 중대한 주제인데, 이것에 대해 부끄러워하다니요. 성은 우리의 성장과 건강과 아주 밀접하게 관련된 주제이고, 나의 정체성과 인간관계에도 큰 영향을 줍니다. 그러므로 성에 대해 감추면 감출수록 '온전한 나'를 보지 못하게 됩니다.

우리는 좀 더 거리낌 없이 성적 존재인 나를 바라보아야 합니다. 혹시 나의 성적 취향이 독특할 수 있다고 생각되어 이야기하기가 부끄러울 수도 있습니다. 하지만 이것은 절대 부끄러워할 영역이 아니니 주저할 필요가 없습니다. 특히 예전부터 여성은 성적인 부분에 대해 대놓고 이야기하는 것을 사회적으로 좋지 않게 보았는데, 그것은 과거의 잘못된 인습이므로 구애받지 않았으면 해요.

성적인 취향이 관계의 문제가 된다면

성적 취향이 독특하다고 하여서 움츠러들 필요는 없습니다. 나만의 성적 취향이 있다는 것은 사실 아무런 문제가 되지 않습니다. 취향이란 얼마든지 특이할 수가 있으니까요. 취향조차 남과 비슷하게 맞추어야 한다면 그것이 과연 취향이란 말로 불릴 수 있을까요? 이것은 성적 관계에 있는 상대방이 이해한다거나 사람마다 지닌 다양성을 인정해 준다면 아무런 문제가 되지 않습니다.

그러나 나의 취향을 남이 강제할 수 없듯이, 나의 취향을 남에게 강요할 수 없다는 것을 분명히 알아야만 합니다. 서로 충분한 교감을 통해 나의 성적 취향을 공유하고 상대가 받아들인다면 별다른 문제가 없을 것입니다.

하지만 만일 상대가 원하지 않는데 나의 취향을 자꾸 강요한다면 문제가 될 수 있지요. 반대로 생각해 보세요. 상대의 성적 취향이 도무지 나와 맞지 않는데도 그것을 참고 받아들이는 것은 어려울 테니까요. 서로 대화를 해서 받아들일 것은 받아들이고, 감당하지 못할 것은 거절하여 마음의 상처가 되지 않도록 해야 합니다.

그리고 상대방의 요구에 대해 나는 어디까지 들어줄 것인지도 생각해 보아야 합니다. 상대의 성적 취향을 받아들일 수 없다면 거부하면 됩니다. 우리는 성적 주체니까요. 내가 동의하지 않았다고 하여서 상대가 비난할 수는 없습니다.

이런 부분은 서로 충분히 대화하며 이해를 구해야 합니다. 성적인 취향에 대해서 서로 맞는 부분과 맞지 않는 부분을 이야기하고 서로 존중하는 결론을 내야만 하지요.

모든 인간관계의 소통은 서로 존중을 바탕으로 해야 합니다. 성적인 관계 역시 한쪽이 일방적으로 참거나 요구하는 것은 안정적인 관계라 할 수 없어요. 상대방에게 밀려서, 혹은 성적인 취향에 대해 꺼내 놓고 이야기하는 것이 부끄러워서, 이에 대해 말하는 걸 피한다면 관계는 점점 위태로워진다는 것을 알아야 합니다.

또한 내가 보기에 성적 취향이 특이하다고 해서 무조건 변태라고 몰아붙여서는 안 되지만, 일상생활에 큰 영향을 끼쳐 다른 사람으로 하여금 불쾌감이나 문제를 안긴다면 그것은 다시 생각해 봐야 하는 상황임을 알아야 합니다.

요약하자면, 성적 취향은 개인마다 다르니 존중해야 하지만, 스스로 통제 가능한 상태여야 합니다. 스스로 통제가 되고, 사회적으로 문제를 일으키지 않는다면 괜찮습니다.

성의 영역에는 개인의 영역도 있지만 사회 속에서 함께 만들어 가는 영역도 있습니다. 그와 더불어 성적 관계에 있는 상대방과도 대화하며 서로의 취향을 맞추어 가야 한다는 것을 잊지 마세요.

"나 공주 하고 싶단 말이야!"

가정 환경도 우리의 성 정체성에 큰 영향을 줍니다. 한 방송 프로그램에 등장한 6살 남자아이는 성별과 다른 성 정체성을 원했습니다. 아이의 아빠는 중동에 일하러 가 있고 이따금 볼 때도 엄마와 부부 싸움을 했습니다. 아이는 엄마가 자신에게 멋진 왕자가 되어야 한다고 말하자 울면서 자신은 공주가 되고 싶다고 떼를 씁니다.

육아 전문가 오은영 박사는 이 모습을 보고 이렇게 진단합니다. 아이가 어렸을 때, 아빠를 볼 수 없어서 건강한 남성상을 형성할 시기를 놓쳤고, 부모가 싸우는 모습을 보고 아빠에 대한 부정적인 시각이 더해졌다고요. 엄마를 통해 여자가 남자보다 더 좋은 존재라는 왜곡된 시각을 갖게 되었다고 이야기했습니다.

그 후 아이의 성 정체성을 바로잡아 주기 위해 가정 환경의 노력을 기울입니다. 엄마가 따뜻하게 칭찬해 주고, 건강한 남성상을 키울 수 있도록 태권도 교습을 받고, 아빠와도 영상 통화를 자주 했지요. 그 결과, 아이는 자신의 성 정체성을 되찾았습니다.

chapter

2

어른이 되어 가는 내 몸, 어떤 일이 일어나고 있을까요?

남녀 생리 감수성 높이기

쉽게 발기가 돼서
놀림을 당해요

어느 날 초등학교 5학년 남학생 한 명이 수업 중에 발기가 되었다는 말이 학교에 떠돌았습니다. 그 소문은 순식간에 일파만파로 학교에 퍼졌습니다. 거기에 소문의 당사자가 생식기에 종이컵을 씌워서 발기를 감춘다는 말까지 더해졌습니다.

그 친구와 상담을 했는데 집에 혼자 있는 시간이 많아서 음란물을 자주 보기는 했다고 털어놓았습니다. 그래서 수업 중에 발기가 된 적도 있었던 거지요. 하지만 종이컵을 사용했다는 말은 헛소문이었습니다. 한창 성에 대해 관심이 많을 때 그와 관련된 말이 돌면서 아이들이 알고 있는 출처 불문의 지식까지 더해져 자극적인 소문이 만들어졌던 거지요.

이 일을 계기로 음란물과 생리 현상에 대해 상담을 진행했습니다. 남자아이들은 대부분 자위나 발기에 대한 고민이 많았습니다. 특히나 발기에 관한 엉뚱한 말들, 혹은 잘못된 지식을 알고 있는 경우가 많았지요. 너무 쉽게 발기가 된다는 것도 흔한 고민 중 하나였습니다. 하지만 이것은 자연스러운 몸의 변화이므로 너무 걱정하지는 않아도 됩니다.

발기가 되는 원리를 살펴볼까요? 남성의 음경 내부는 뼈가 없으며, 스펀지나 수세미처럼 구멍이 숭숭 뚫린 말랑말랑한 해면체 3개로 구성되어 있습니다. 성적인 자극을 받아 중추 신경이 명령을 내리면 이 해면체가 부풀어 오르면서, 그곳에 평소의 7배나 되는 피가 쏠리게 됩니다.

이때 음경의 정맥은 늘어난 해면체에 눌리게 되므로 해면체로 들어온 피가 빠져나가지 못하고 갇힙니다. 그 결과, 음경이 평소 크기의 1.5~2배 정도로 커지면서 딱딱하게 굳어집니다. 이것을 '발기'라고

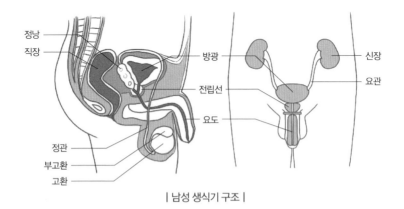

| 남성 생식기 구조 |

합니다. 남성의 생리 현상으로는 발기와 사정이 있는데, 남성의 생식기가 발기되면 사정이 되고 사정이 이루어지면 정자가 배출됩니다.

앞서 말했듯이 청소년기는 너무 자주 발기해서 고민하는 경우가 많은데 이것은 정상적인 과정입니다. 발기가 되는 상황은 성기를 부드럽게 만져 줄 때, 잠을 자고 있을 때, 마취에 걸려 있을 때, 마비되어 있을 때, 음란물을 보거나 성적 공상을 할 때 등등 다양합니다. 그러니 발기가 된다고 해서 무조건 성적인 자극이나 야한 생각을 했다고 보기는 어렵답니다.

흔히 사람들은 발기를 성적인 것과 연관을 지어 생각하거나 야한 자극을 주었다고 여겨서 부끄럽게 생각하는데 이것은 발기에 대한 대표적인 오해입니다. 혹여 누군가 발기한 사람에게 그렇게 비웃거나 수치심을 준다면 그 사람이야말로 도리어 아주 음란한 생각을 하고 있다고 볼 수 있습니다. 다시 한번 말하지만 성적인 상상과 상관없이 발기 현상이 일어나기도 합니다. 성적인 자극 없이 버스 안에서도, 학교 교실 안에서도 일어날 수 있습니다. 내 몸이 건강하고 자연스럽게 반응한다고 생각하면 될 것 같아요.

앞서 사례 속 주인공도 성적 자극이 없이 자기도 모르게 일어난 반응이었습니다. 하지만 당사자는 그럼에도 부끄럽고 짜증스러웠다고 말했지요. 한 달에 한 번 월경을 하는 여자들에 비해 상대적으로 남자들은 자신의 몸에 대해 큰 관심이 없습니다. 하지만 자신의 몸에 대한 관심을 키우지 않으면 이렇게 오해하는 일이 생겨날 수 있습니다.

우리가 생리적인 현상으로 방귀나 트림을 한다고 해서 수치심을 느끼거나 내 몸이 이상한가 하고 고민하지는 않습니다. 발기도 마찬가지 현상입니다. 주위에서 알게 되면 살짝 무안한 감은 있겠네요. 하지만 지나치게 부끄러워하거나 내 몸이 이상하다고 여기거나 짜증스럽게 생각하지는 않았으면 좋겠습니다.

하지만 때와 장소에 따라 발기를 가라앉히거나 잘 넘어가는 요령도 필요합니다. 그럴 때는 관심을 다른 곳으로 돌려 혈액이 다른 곳으로 집중되도록 유도하는 것이 도움 됩니다. 이를테면, 선생님이나 부모님께 야단을 맞는 생각을 한다든지, 슬픈 생각을 한다든지, 좋아하는 노래를 열심히 부르거나, 허벅지에 잔뜩 힘을 주면 혈액이 다른 곳으로 몰려서 아무도 모르게 넘어갈 수 있을 것입니다.

또한 발기를 장난으로 생각해서는 안 됩니다. 남학생끼리 발기된 친구를 웃음거리로 만들어 시도 때도 없이 놀리는 행동은 바람직하지 않습니다. 발기는 자연스러운 성적 행동의 일부분입니다. 장난으로 생각하다가 비뚤어진 성 의식이라는 복병을 만날 수도 있으니 주의해야 합니다.

중세 시대에는 발기가 비도덕적이라는 취급을 받았어요!

종교적 지배를 받던 중세 시대에는 자다가 발기가 되는 '수면 중 발기' 또한 비도덕적이라고 여겼어요. 이를 막기 위해 뾰족한 침이 안쪽에 달린 가죽 링을 잠자기 전에 음경에 끼우고 잤다고 합니다.

자다가 발기가 되면 아파서 깨게 되고, 깨어나면 찬물로 씻고 죄를 뉘우치는 기도를 한 후, 발기가 가라앉으면 다시 링을 끼우고 잠을 잤다고 합니다. 이것은 비과학적인 처사로 우리의 소중한 생식 기관에 상처를 남길 수도 있고 그로 인해 상처 부위에 염증이 생길 수 있는 위험한 행동입니다.

몽정을 자주 하면
병이 되나요?

"쌤, 저 자고 일어나 보면 팬티가 축축해져 있어요."

"음. 그럴 때는 어떻게 하니?"

"세탁기에 부모님 몰래 넣어요."

"저는 직접 빨아요."

사춘기가 되면 우리 몸은 눈에 띄는 변화가 생겨납니다. 생식기가 커지고, 그 주변의 색이 짙어집니다. 겨드랑이 털과 음모가 돋아나지요. 이러한 변화 중에는 '사정'도 있습니다.

사정은 전립선에 정액이 모이고, 이 모인 정액들이 요도를 통해 배출되는 현상을 말합니다. 사정은 자위행위를 통해 할 수도 있고, 잠을 자다가 하게 될 수도 있어요. 잠을 잘 때 자연스럽게 정자가 배출되는 것을 '몽정'이라고 합니다.

몽정은 사춘기가 되면 남자들에게 나타나는 생리 현상입니다. 낮에는 뇌신경이 외부 자극이나 신경계 자극을 억제하지만 밤에는 잠을 자면서 뇌신경의 조절이 약해집니다. 그래서 자극이 전달되면 생식기의 수축 운동으로 정액이 흘러나오게 되지요.

자연스러운 몽정은 자위행위나 성관계 없이 대체로 열흘에 1회 이하 정도입니다. 하지만, 사춘기에는 성호르몬 분비가 왕성하기 때문에 일주일에 1회 이상 하기도 합니다.

남자 청소년들의 첫 몽정 시기는 평균 12.5세로 알려져 있습니다. 몽정을 한다는 것은 이제 정자를 만들 능력이 생겼다는 의미로 어른이 되었다고 여기기도 합니다. 그래서 요즘은 여자아이의 경우 초경을, 남자아이의 경우 몽정을 축하해 주며 기념 파티나 선물을 주는 부모님들도 많습니다.

너의 몽정을 축하해!

몽정을 한다는 것은 소년의 성기가 건강하게 발육하고 있으며, 생리적으로 남성의 역할을 할 수 있다는 의미이므로 반가운 일입니다. 그러니 자다 깨서 속옷이 젖었다고 당황할 일도, 부모님 몰래 홀로 속옷을 세탁할 일도 아니랍니다. 몽정은 성인이 되어 가는 자연스러운 현상이므로 당황하거나 부끄러워하지 말고 신체의 성장을 반갑게 맞아 주세요. 그리고 몸의 성장만큼 마음의 성장도 이루도록 노력한다면 더욱 좋겠지요.

"몽정을 한다는 것은 이제 나 스스로를 책임질 나이가 되었다는 의미입니다."

한 방송 채널에서 연예인 가족이 '몽정 파티'를 하는 모습이 나왔습니다. 여자아이는 초경 파티를 해 주는데 남자아이는 아무것도 하지 않고 넘어가니 이것을 존중해 주려고 준비했다고 부모가 이야기했지요. 당사자인 아이도 조금 민망해하고 부끄러워했지만 재미있었다고 말하며, 시종일관 분위기는 화기애애했습니다.

가족은 '몽정 파티'라는 말이 조금 부끄러운 느낌이 들어서 '어른이 파티'라는 말로 바꾸며 아이의 성장을 다 함께 축하해 주었지요. 당황과 놀람에 어쩔 줄 몰라 한 사람은 할머니였습니다. 할머니는 "민망해 혼났다."라며 "아무리 세상이 바뀌었다지만 나까지 알아야 하냐."고 말했습니다. 누리꾼들의 반응도 분분하였지만, 이제 문화는 변화되고 있습니다.

사춘기 몽정이 부끄러운 일이 아닌 만큼 파티까지는 아니더라도 가족들이 축하와 격려를 건네면 좋겠다는 생각이 듭니다. 몽정을 했다는 건 부끄러운 일이 아니라 축하할 일입니다. 그런 분위기가 자신의 몸을 긍정하고, 몸의 성장 변화를 즐거운 시선으로 바라볼 수 있게 해 주기 때문입니다. 몽정이라는 몸의 변화를 이제 자신의 삶을 스스로 책임지고 살아가야 하는 때가 시작되었다고 여긴다면 더욱 의미 있게 느껴질 거예요.

몽정하면 키가 안 크나요?

몽정과 키 성장과는 직접적인 관련이 없습니다. 몽정을 한다고 해서 키가 자라는 데 제한이 되는 게 아니니 걱정하거나 스트레스를 받지 않아도 됩니다. 키는 유전적인 영향도 있고, 환경의 영향도 있을 뿐만 아니라 성장하는 시기도 개인차가 있기 때문이죠. 또한 몽정은 반드시 해야 하는 것이 아닙니다. 사람에 따라 평생 한 번도 몽정을 하지 않을 수도 있습니다.

남성의 사정은 의지대로 가능할까요?

정액은 어떻게 해서 만들어질까요? 사춘기에 성호르몬 분비로 고환이 성숙하기 시작하면 고환에 있는 많은 정세관이 두꺼워지고, 정자가 만들어집니다. 생산된 정자는 고환 위에 있는 부고환에 보관됩니다. 또한 정낭과 전립샘에서도 정자의 움직임을 돕기 위해서 정액이 만들어집니다.

성적인 자극을 받으면 발기가 되어 음경이 딱딱해지고 위로 향하게 되는데 이때 흥분이 되면 전립샘에서 정자와 액체가 섞여 정액이 만들어지고 음경 끝으로 나오게 됩니다. 이것을 '사정'이라고 합니다. 정액은 옅은 우윳빛이고 들큼한 특유의 냄새가 나는 끈적끈적한 액체입니다. 한 번 사정할 때 나오는 정액은 보통 2~6㎖ 정도입니다. 물론 개인에 따라 차이가 있지요. 사정은 10세에서 15세 사이에 처음 경험하는 경우가 많습니다.

개인마다 차이가 있지만 건강한 남자라면 사정 주기가 있습니다. 보통 젊을수록 짧습니다. 한 번 사정을 한 이후에 특별한 자극 없이도 자연스럽게 성욕이 오르고 발기 또한 건강하게 유지됩니다. 하지만 스트레스를 받거나, 우울증과 같은 심리적 원인이 있다면, 혹은 음경과 귀두의 감각이 예민하거나 습관처럼 자위행위를 반복한다면 사정 시간이 빨라질 수도 있습니다. 십 대일지라도 과도한 사정을 하면 '발기 부전'이 일어날 수도 있고요.

남성의 사정은 공짜가 아닙니다. 사정할 때는 전립선액, 정낭액, 정자로 구성된 정액이 나오고 뇌에서 다양한 호르몬과 신경 전달 물질이 소모됩니다. 인체의 중요한 씨앗이 소모되고 뇌신경이 피로해지는 대가를 치르는 과정입니다. 예를 들면 운동선수가 치열한 시합을 치르고 나면 회복할 시간이 필요하듯이 남성도 사정하고 난 후 회복 시간이 필요합니다. 충분한 회복 없이 사정이 반복되면 피로감이 생깁니다. 성 신경의 피로가 쌓이고 또 쌓이면 스스로 회복하기가 어려운 상태가 될 수 있으니, 반드시 적절한 휴식이 필요합니다.

몽정이나 유정은 나의 의지대로 조절하는 것이 어렵지만, 사정은 내 마음대로 조절할 수 있습니다. 하지만 의지와 다르게 너무 빨리 사정하는 것을 '조루'라고 하지요. 또한 사정이 잘되지 않는 것을 '지루'라고 합니다. 조루는 보통 2분 이내에 사정하는 것을 말합니다. 조루

증상이 나타나는 원인은 아직 밝혀진 것이 없습니다. 뇌의 사정 중추에서 성적 흥분, 정서, 수면, 식욕을 담당하는 신경 전달 물질인 '세로토닌'이 비정상적으로 줄어들어 나타날 수 있습니다. 조루는 '성기능 장애'로 분류하긴 하지만, 심리 상태나 음주, 스트레스 등 여러 가지 상황에 따라 일시적으로 생기기도 합니다.

자위행위는 조루와 직접 관련이 없습니다. 자위행위는 사정을 하기 위해서 과도한 자극을 주는 것으로 자위행위가 계속 반복되면서 사정에 이르는 시간이 급속도로 빨라지는 습관이 생길 수는 있습니다. 하지만, 이로 인해 조루가 생기지는 않습니다.

생각 토크

몽정과 유정, 무엇이 다를까요?

유정 현상은 공포에 질렸을 때, 운동하면서 힘을 주는 행동 등 약간의 자극으로도 정액이 배출되는 것입니다.
몽정 현상은 밤에 뇌신경의 조절 작용이 약해지면서 성적 자극이 전달되어 정액이 배출되는 것입니다.

생리하기 전에는 너무 예민해지고 성적인 것만 생각나요

"잠이 너무 많이 와요. 몸도 축 처지고, 자꾸 화장실에 가게 돼요."

"쌤, 저는 짜증이 나요. 생리 때만 되면 싸우는 것 같아요."

"저는 가슴이 너무 땅땅해져요."

여학생들은 생리를 시작하면서 몸에 큰 변화를 맞이하게 됩니다. 단순하게 한 달에 한 번 월경하는 것만이 아닙니다. 생리를 하기 전에도, 생리가 끝난 후에도 평소와 다른 몸의 컨디션에 시달리게 되지요.

이 모든 건 여성 호르몬의 영향이에요

자, 먼저 생리는 어떻게 하게 되는 건지 한번 살펴볼게요.

여성 호르몬으로는 난소에서 분비되는 난포 호르몬인 에스트로겐(Estrogen)과 황체 호르몬인 프로게스테론(Progesteron)이 있습니다. 에스트로겐은 생리, 임신, 그리고 폐경까지 월경에 관한 것을 조절하는 호르몬이지요. 프로게스테론은 수정된 난자를 자궁에 착상시키고 보호하는 등 임신의 유지에 중요한 역할을 합니다.

난소는 뇌하수체 전엽에서 분비되는 난포 자극 호르몬(FSH: Follicle Stimulating Hormone)과 황체 형성 호르몬(LH: Luteotropic Hormone)의 명령에 따라 이 두 호르몬을 생산합니다. 즉, 난소는 난포 자극 호르몬에 의해 난포를 성숙시키고 에스트로겐을 분비하며, 또한 황체 형성 호르몬의 명령에 따라 황체를 만들고 프로게스테론을 생산합니다.

자, 갑자기 이렇게 여성 호르몬에 대해 설명하는 이유가 무엇일까요? 이 호르몬들의 작용과 여러분이 앞으로 생리 전후로 겪게 되는 많은 증상이 관련 있기 때문입니다. 단순히 몸만이 아니라 기분, 마음의 변화에도 영향을 줄 만큼 이 여성 호르몬들의 위력은 어마어마합니다.

대부분의 경우, 여성 호르몬의 작용으로 생리를 시작한 날부터 14일 즈음에 배란이 됩니다. 배란은 난소에서 성숙한 난자가 나오는 현상을 말합니다. 배란일 즈음에는 여성의 몸에서 배란을 돕기 위한 성호르몬이 왕성하게 분비됩니다. 이때는 생리 전이며 성 욕구가 늘어나기도 합니다. 호르몬의 변화가 일어나기 때문이지요.

배란 직전에는 에스트로겐이 임신이 잘될 준비를 합니다. 에스트로겐이 많이 분비되어 자궁 내막이 두꺼워집니다. 이로 인해 체온이 올라가기도 하고, 어떤 이들은 성욕이 늘어나며, 몸이 나른하면서 기분이 좋아지기도 합니다.

많은 여성이 생리가 시작되기 전부터 생리 전 증상으로 기분이 우울해지고 피로감을 느낍니다. 또한 속이 더부룩하고 소화가 안 되고, 배가 주기적으로 아프고 약간 따끈따끈하기도 한 증상을 겪습니다. 이러한 현상을 '생리 전 증후군(Premenstrual Syndrome)'이라고 합니다.

자, 생리 전에 불안하고 초조한 기분이 들었다면? 그건 어쩌면 호르몬 영향일 수도 있습니다. 최악의 심리 상태가 되기도 하고, 최고로 감성적으로 되기도 합니다. 또한 생리 전 증후군으로 유방통, 몸이 붓는 느낌, 두통과 같은 증상도 나타납니다. 감정 기복이 심해지거나 우울감, 불안, 공격성과 같은 심리적 변화도 나타나고요.

왜 이런 증상들이 나타나는 것일까요? 이 시기에는 에스트로겐과 프로게스테론이 동시에 낮아지기 때문입니다. 그 후 난자가 배란을 하고 수정이 안 되면 며칠 지나 생리가 시작됩니다.

생리는 임신이 되지 않았을 때 두꺼워진 자궁 내막이 와르르 떨어져 나가며 우리 몸 밖으로 배출되는 현상을 말합니다. '월경'이라고도 부르지요. 생리는 28일 주기로 반복되는데 사람에 따라 이 주기가 다릅니다.

정리해 보면, 여성들은 생리 주기에 따라 몸과 마음이 달라진답니다. 그러니 남성들도 여성들의 배란기 직전과 생리 직전에 일어나는 몸과 기분의 변화를 알아두는 것이 좋겠지요. 함께 어울리는 사람들을 더욱 잘 이해하게 되는 방법이니까요.

성 욕구가 왕성해지는 것은 자연스러운 현상입니다

호르몬으로 인해 성 욕구가 왕성해지는 것은 자연스러운 현상이므로 크게 걱정할 필요는 없습니다. 너무 왕성한 성 욕구를 느낀다면 좋아하는 취미 활동, 좋아하는 운동, 적절한 자위행위 등 자신만의 방법으로 성 욕구를 해소하도록 합니다. 사람마다 다르지만 보통 여자는 배란기 때 성욕이 극에 달하고 배란기가 지나면 수그러졌다가 다시 생리 시기가 되면 성적 욕구가 강해집니다.

하지만 어떤 여성은 생리 전에 강한 성욕을 느끼고, 어떤 여성들은 생리 전은 물론 생리 기간에도, 어떤 여성은 생리 후에도 강한 성욕을 느낀다고 합니다. 생리 전, 후에는 임신 가능성이 작아져 임신에 대한 공포 없이 심리적 안정감을 느껴 더욱 성욕이 늘어날 수도 있습니다. 개인마다 차이가 있으니 남들과 다르다고 해서 스스로 이상하다고 여기지 않아도 된답니다.

이처럼 생리 기간 전에는 여성 호르몬의 변화가 크게 일어나는 불균형 상태입니다. 그로 인한 성욕이 생기는 것이니 부끄러워할 필요가 없습니다. 그러나 이러한 성 욕구와 별개로 생리 기간에는 질과 자궁 내막이 약해져 있기 때문에 세균에 감염되기 쉽습니다. 그러므로 성관계를 자제하는 것이 좋습니다.

생리 증후군을 해소하는 방법으로는 무엇이 있을까요?

생리통이 심하여 일상생활이 힘들 정도라면 진통제를 복용하는 것을 권합니다. 하지만 진통제를 복용하기 전에 통증을 줄여 주는 대체 요법도 있답니다.

배를 따뜻하게 하기 아랫배나 등 아래에 따뜻한 찜질 팩을 올려 보세요. 아랫배를 따뜻하게 해 주면 혈액 순환이 잘되고 자궁 주위의 뭉친 근육이 풀어지는 효과가 있어요. 이때 몸을 조이는 속옷이나 스타킹은 혈액 순환을 방해하여 좋지 않습니다.

가벼운 운동하기 스트레칭이나 요가 등으로 골반이나 하체의 근육 등을 이완시켜서 생리통을 줄여 줍니다.

따뜻한 물이나 차 마시기 대사 활동에도 좋고 노폐물 배출에도 좋고, 체온 유지 등에도 도움을 줄 수 있습니다.

스트레스 줄이기 마음이 편안해지는 음악을 듣거나 좋아하는 아로마 향기를 맡는 것도 효과적입니다.

생리대는 너무 불편해요.
탐폰, 생리컵, 미레나 수술이 궁금해요

전 세계 여성들이 사춘기 이후 모두 똑같이 겪는 것이 '생리'입니다. 여성에게 생리는 불편한 현상이지만 의미 있는 일이기도 합니다.

한 달에 한 번, 일 년에 12번, 어쩌면 불쾌감을 줄 수 있는 여성의 생리에 대해 우리는 얼마나 알고 있을까요? 생리를 하는 여성은 생리를 그저 귀찮고 불쾌하다고 여기거나, 특히 여름에는 생리대를 하는 것이 더욱 찜찜하고 불편할 거예요.

하지만 나이가 들어 폐경기가 되면 생리를 하는 것이 오히려 부러워집니다. 폐경을 하면 여성의 몸에 변화가 찾아오거든요. 이렇게 불편한 생리가 여성에게 얼마나 중요한 역할을 하는지 폐경기가 되었을 때 비로소 알게 됩니다. 여성 호르몬이 여성의 건강을 대부분 책임지고 있다는 사실을요.

우리 몸을 사랑하고 소중히 다뤄야만 하듯이 생리 현상도 사랑했으면 합니다. 여성의 생리는 생명을 탄생시키는 귀한 과정에서 나오는 현상이기 때문입니다. 또한 여성의 몸을 스스로 관리하는 자기 결정권은 자신의 몸을 사랑하고 내 몸의 생리 현상을 사랑해야만 비로소 확립될 수 있답니다.

또한 여성의 생리에 대해 여학생은 물론 남학생들도 교육을 받도록 권장하고 있답니다. 성관계 연령이 점차 낮아지고 있어서 남성들도 여성의 생리 현상에 대해 알아야 합니다. 그래야 상대방의 신체와 안전한 관계를 맺을 수 있고, 더 나아가 여성을 이해하는 시야도 더욱 넓어지게 될 테니까요.

생리대가 달라졌다?

여성의 신체에 맞닿는 생리대는 아주 중요한 물건입니다. 그런데 간혹 일회용 생리대에서 화학 물질이 나와 여성의 몸에 악영향을 주었다는 뉴스를 접하고는 합니다. 이러한 문제점을 인식해 면 생리대, 생리컵 등 대체품에 대한 관심도 높아졌습니다. 어떤 생리대를 쓰든지 간에 반드시 청결하게 관리해야 한다는 것을 잊지 마세요.

최근 뉴스에서 청소년들이 생리에 대해 '기분이 좋았던 경험이 없었다. (생리는) 항상 나를 힘들게 했다'고 토로하며 생리를 그저 불편한 현상으로만 받아들인다는 것을 보았습니다. 그래서 생리와의 '절교'를 선언하며 생리를 멈추게 하는 '미레나 시술'에 대한 관심도 높아지고 있습니다. 우리의 건강을 위해 면 생리대, 탐폰, 생리컵, 미레나 시술에 대해서 알아봅시다.

면 생리대 활용은 어떤가요?

면 생리대를 쓰는 이들은 '피부에 자극도 없고, 생각보다 사용이 편리하고, 생리통에도 좋다'고 이야기합니다. 면 생리대를 사용한 후에는 액체 세제로 빨고 헹군 다음, 비누를 묻혀 세탁통에 담가 놓으면 됩니다. 세탁통에 담가 놓을 때는 찬물에 패드가 살짝 잠길 만큼 담가 놓습니다. 따뜻한 물은 피를 응고시키므로 찬물로 세탁해야 합니다.

면 생리대라고 해서 다를 것은 없습니다. 일회용 생리대랑 똑같이 착용하고, 적당한 때에 갈아 주면 됩니다. 외출할 때는 파우치 안에 여분을 가지고 나가고, 사용 후에 전용 지퍼 백에 넣어서 집에서 빨면 됩니다.

'탐폰'을 쓰면 질 막이 손상되나요?

탐폰은 질 안으로 넣어서 사용하는 생리용품입니다. 질 안으로 손쉽게 넣도록 도와주는 도구가 달린 것도 있고, 도구 없이 손가락으로 질에 넣는 탐폰도 있습니다. 탐폰은 질 안으로 밀어 넣기만 하면 되는데, 처음 시도하는 사람은 탐폰을 넣기가 꽤나 어려울 수 있습니다. 그렇다고 긴장하면 근육이 수축하여 잘 들어가지 않으니 마음을 편히 먹고 시도해 보세요.

탐폰이 자궁 경부에 닿으면 더 이상 들어가지 않습니다. 탐폰을 바꿀 때는 탐폰에 달린 끈을 당겨 몸 밖으로 **빼냅니다**. 제거용 끈이 젖었거나 사용한 지 4시간 정도 되었을 때 갈아 줍니다. 사용한 탐폰은 종이나 휴지에 싸서 생리대 배출함에 버립니다.

잘 때는 되도록 탐폰보다 생리대를 사용하는 편이 좋습니다. 탐폰을 오랜 시간 사용하면 질 내 세균 감염이 생길 수도 있으니 주의하세요.

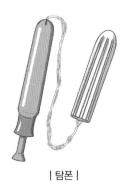

| 탐폰 |

'생리컵'은 어떤 것인가요?

생리컵은 질 안에 컵을 넣어 컵 안에 생리혈이 고이면 빼내서 생리혈을 버리고 컵을 씻어서 다시 쓸 수 있습니다. 생리컵의 재질은 의료용 실리콘으로 양이 많은 날에 사용하면 좋습니다. 하지만 오랫동안 질 안에 넣어 두어서는 안 되며, 사용 권장 시간은 12시간 이내입니다. 생리컵은 흐르는 물로 깨끗이 씻은 후 끓는 물에 5분 정도 삶아서 사용합니다.

실리콘 컵을 몸에 넣기가 쉽지 않고 소독도 해야 해서 불편하게 여길 수도 있습니다. 하지만 의료용 실리콘으로 만들어 안심하고 쓸 수 있고 환경을 생각한다면 생리컵을 선택해도 좋을 거예요.

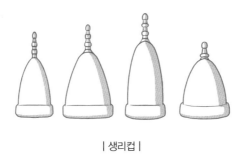

| 생리컵 |

생리를 멈추게 한다고? '미레나 시술'에 대해

한 달에 한 번 불편함을 감수해야 하는 생리를 멈추게 하는 시술이 있다면 어떨까요? 최근 자궁 내 피임 시술 중 하나인 '미레나 시술'에 대한 관심이 커지고 있습니다.

미레나 시술은 자궁 내에 T자 모양의 작은 플라스틱 피임 장치를 삽입하는 시술입니다. 이 장치 안에 황체 호르몬이 들어 있어서 이 호르몬이 일정한 속도로 소량씩 나와서 정자와 난자의 수정을 막는 피임 시술입니다. 미레나 시술을 하고 나면 생리가 사라지는 증상이 나타날 수 있습니다. 어떻게 그렇게 되는 걸까요?

여성 생식기는 난소와 난자, 자궁, 질로 되어 있고, 한 달에 한 번씩 성숙된 난자가 난소에서 배란이 됩니다. 이때 난자가 수정되지 않으면 두꺼워진 자궁 내막이 필요 없게 되어 자궁 내막과 혈액이 함께 질

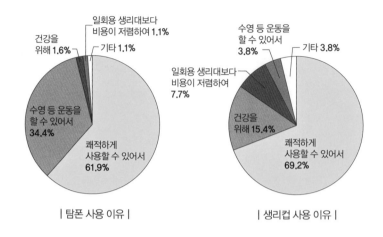

| 탐폰 사용 이유 |

건강을 위해 1.6%
일회용 생리대보다 비용이 저렴하여 1.1%
기타 1.1%
수영 등 운동을 할 수 있어서 34.4%
쾌적하게 사용할 수 있어서 61.9%

| 생리컵 사용 이유 |

수영 등 운동을 할 수 있어서 3.8%
기타 3.8%
일회용 생리대보다 비용이 저렴하여 7.7%
건강을 위해 15.4%
쾌적하게 사용할 수 있어서 69.2%

〈질병관리청, 주간 건강과 질병 제13권 제10호, 2020〉

을 통해 밖으로 흘러나오는 현상이 생리이지요.

'미레나 시술'은 매달 자궁 내막이 두꺼워지지 않도록 만들어 줍니다. 그래서 생리로 나올 혈액이 줄기 때문에 '무월경'이 되기도 합니다. 그러나 미레나 시술을 받는다고 해서 100% 생리가 없어지는 것은 아닙니다. 생리의 양이 줄어드는 효과는 있지만, 일부만 무월경이 나타날 뿐, 시술받은 모두가 생리를 안 하는 것은 아니랍니다.

생리 색깔이 검붉어요. 몸에 이상이 있는 건가요?

생리를 시작한 지 얼마 되지 않은 학생들은 월경의 색깔이 선홍색이 아니라 걱정하는 경우가 많습니다. 하지만, 걱정할 필요가 없습니다. 보통 처음 나오는 월경의 색깔은 검붉어요. 월경이 시작되면 처음 몇 시간은 자궁 내 고여 있던 혈액이 분비물과 함께 나오는 경우가 많습니다. 혈액이 밖으로 나와서 고여 있다가 응고되고 시간이 지나면서 검붉게 보이기도 하니 걱정하지 않아도 된답니다.

냉이 많아요, 질염은 무슨 병인가요?

여성들은 한 번쯤 질염으로 고생한 경험이 있을 것입니다. 저도 질염으로 고생한 적이 꽤 있었습니다. 여성의 질은 아주 민감한 기관입니다. 질염은 꼭 성관계가 아니더라도 면역력이 떨어지거나, 스트레스를 받거나, 식습관이 나쁠 경우 자주 생깁니다. 계속 피곤하거나 기름진 음식을 자주 먹거나 과로 또는 수면이 부족한 생활을 하면 면역력이 약해집니다. 면역력이 떨어지면 질염이나 피부염, 혹은 장염 등이 잘 생기지요.

질염이 생기는 원인은 곰팡이, 세균, 바이러스 등입니다. 원래 질은 감염에 약합니다. 그러므로 평소 질 건강을 위해서는 기본적으로 면역력을 길러야 하지요. 아무리 약을 먹고 치료한다고 한들 면역력이 떨어지면 질염이 생기게 되거든요. 오죽하면 질염을 여성의 감기라고도 표현할까요.

그리고 여성 청결제를 너무 자주 쓰는 것은 오히려 질 안에 있는 좋은 균까지 죽일 수 있어서 좋지 않습니다. 질은 흐르는 물에 가볍게 헹구듯이 씻는 것이 좋습니다. 그런 다음에 잘 마른 상태에서 속옷을 입도록 하세요.

질염의 대표적인 증상은 냉이 많이 나오거나 냄새가 나고 가려움증이 있는 것입니다. 특히 냉의 색깔이 노란색이거나 생리 외에 피가 섞일 때, 냄새가 날 때, 음순이나 질 주위에 가려움이 느껴질 때, 빈뇨감, 생리 불순, 심한 생리통이 있을 경우에는 반드시 병원에 가서 진찰을 받아야 합니다.

질염은 재발도 잦아서 자칫하다가는 만성으로 가기 쉬우므로 빨리 치료해야 합니다. 바이러스성 균으로 인한 질염을 앓고 있다면 더욱더 신경을 써서 치료해야 합니다.

질염은 여성 질병이지만, 성관계를 통해 남성에게도 옮길 수 있으므로 조심해야 합니다. 질염이 의심된다면 술이나 기름진 음식 등은 피하고 되도록 조이지 않고 공기가 잘 통하는 옷을 입어야 해요. 또한 자연 치유를 기대해서는 안 되고, 반드시 병원에서 치료받아야 합니다.

흔히 '산부인과'라고 하면 임산부만 가는 곳이라고 생각해 미혼이나 사춘기 여자아이들은 진료받기를 꺼립니다. 하지만 산부인과는 임신과 출산에 관한 진료만 보는 곳이 아니랍니다. 성장기부터 자궁 경부암 예방 접종, 생리통, 생리 불순, 질염, 폐경 등 여성의 전 생애에 관련된 질환을 치료하는 병원입니다. 언제든 찾아가 치료를 받고 되도록 정기적인 검진을 받는 것이 좋습니다.

여성의 몸에서 질은 아주 중요한 기관입니다. 그러므로 냉의 상태와 빈도, 양 그리고 질 부위에 일어나는 변화를 꾸준히 관찰해 질의 건강을 살펴봐야 해요. 속옷도 조이지 않고 편한 속옷을 입는 편이 좋습니다. 요즘은 질염을 해결하기 위해 여성용 트렁크 팬티를 입기도 합니다. 우리 몸에 대해 더욱 관심을 두고 건강한 질과 자궁을 위해서 노력한다면 질염으로 힘들어하는 일도 줄어들 거랍니다.

생각 토크

Q 요즘 들어 계속 팬티가 축축하게 젖을 정도로 분비물이 많아졌어요. 물처럼 아주 묽은데 또 중간중간 치즈같이 덩어리져 있는 것도 보여요. 좋지 않은 냄새가 심해졌고요. 가끔은 요실금같이 제 의지로 조절할 수 없는 뭔가가 새어 나오는 느낌도 들어요. 질염이라면 어떤 종류의 질염일까요?

A 흔한 '세균성 질염'입니다. 세균성 질염은 정상적으로 질 내에 살면서 질을 산성으로 유지하는 "락토바실루스"라는 유산균이 없어지고, 혐기성 세균이 증식하면서 발생합니다. 질 내에 정상적으로 존재하는 "락토바실루스" 유산균은 한번 없어지고 나면 다시 서식하기 어려워 세균성 질염은 재발하기 쉽습니다.

자위 횟수는
얼마가 적당한가요?

"자위행위를 자주 하면 키가 안 자라나요?"

"자위행위를 자주 하면 집중력이 떨어지나요?"

"자위행위를 자주 하면 머리가 나빠지나요?"

초등 고학년이 되면 자위행위에 대해 호기심이 늘고 관련 질문이 많아집니다. 자위행위란 자신의 성기나 음핵을 스스로 자극하여 성적인 쾌감을 얻는 것을 말합니다. 남자의 경우, 자위행위로 음경을 자극하고 사정까지 이어집니다. 여자의 경우는 음핵을 자극하거나 질 안에 성기를 대신할 무엇인가를 넣어 자극하는 행위를 합니다. 이러한 자위행위는 나의 몸에 대해서 자세히 알아 가는 과정이기도 하고 나의 성감대를 찾는 과정이 될 수도 있습니다.

인간은 성장하면서 누가 가르쳐 주지 않아도 자연스럽게 자신의 몸과 성에 호기심을 느끼고 표현하기 시작합니다. 자위 역시 그중 하나입니다. 자위행위에는 횟수, 방법 등 정답이 없습니다. 일상생활에서 피곤하지 않은 정도가 가장 적당한 횟수가 아닐까 합니다. 자위행위에 대해 스스로 억압할 필요도 없습니다. 물론 자위행위를 전혀 하지 않는 사람도 완벽하게 정상입니다.

'나는 자위행위 중독인가?'

의외로 이런 고민을 하는 학생들이 꽤 있습니다. 하지만 단순히 자주 한다는 것만으로 중독이라고 말하지는 않습니다. 본인이 자제할 수 있다면 중독은 아닙니다. 매일 자위행위를 한다고 해도 크게 이상이 있는 것은 아닙니다. 최근에는 다른 사람에게 피해를 주지 않고 스스로 성욕을 해결하는 자위행위가 어느 정도는 청소년들에게 권장되고 있는 것도 사실이고요. 부모님들도 건강한 남녀라면 당연히 할 수 있는 자연스러운 일로 받아들여야 합니다. 그러나 자위행위에 집착하게 되면, 집중력이 떨어지고 산만해질 수 있으니 주의해야 합니다.

보통 자위행위는 사춘기에 시작하는 경우가 많습니다. 키도 쑥쑥 자라나는 시기라 그런지 이 시기에 자위행위로 인해 키가 자라지 않을까 걱정하는 학생들이 꽤 많습니다. 하지만 자위와 키의 성장과는 아무 관련이 없답니다.

남성들은 고환에서 만들어지는 정자가 첫 몽정을 경험한 이후 3~4년 뒤에 최고로 많이 만들어집니다. 그렇기 때문에 남성들이 여성보다 자위에 대한 욕구가 훨씬 강합니다. 자위를 한 순간에는 쾌감을 느끼지만, 그 뒤에는 허탈감을 느끼거나 심한 경우에는 죄책감에 빠집니다. 특히 남학생이 허탈감을 느낀 후 곧 회복되는 데 비해, 여학생은 죄책감에 빠지는 경우가 많다고 합니다. 앞서도 말했지만 자위행위는 자연스러운 것이니 죄책감을 가질 필요는 전혀 없습니다.

어느 날 초등학교 6학년 여학생이 상담 신청을 한 적이 있습니다. 그 학생은 우연히 음란물을 접한 후 자위행위를 했다고 말했습니다. 그 도구로 '볼펜'을 사용한다는 것이었습니다. "선생님, 계속 볼펜을 사용해도 될까요?"라고 물어보는 얼굴은 불안해 보였습니다.

저는 자위행위 자체는 정상적인 행동이고 전혀 문제가 없다고 안심시켜 주었습니다. 다만 볼펜 같은 도구로는 질이 다칠 수 있고, 감염될 우려가 있으니 안전한 도구를 찾아보도록 말해 주었지요. 질 속에 이물질을 넣었다가 잘 빼지 못해서 병원을 찾는 경우들도 종종 있습니다. 강한 자극을 느끼기 위해 잘못된 도구를 사용하면 우리의 몸을 다칠 수 있으니 조심해야 합니다.

자위행위도 자신을 사랑할 때 가능한 행위입니다. 나 자신이 싫고 미울 때는 자위도 하지 않습니다. 자위행위를 하면서 나의 몸에서 어떤 부위가 예민한지, 어떻게 만졌을 때 기분이 좋은지를 아는 것은 성인이 되었을 때도 도움이 됩니다. 자신의 욕구에 충실하고 그것을 표현할 수 있어야 자신의 주체성도 높아지기 마련이니까요.

자위행위에도 지켜야 할 사항이 있답니다. 먼저 손을 깨끗이 씻고 해야 합니다. 지저분한 손으로 성기를 만지거나, 더러운 물건을 사용한다면 세균에 감염될 수 있으니까요. 여성의 경우에는 외음부염, 질염이 생길 수 있습니다. 반드시 청결에 유의하고 상처가 생기지 않도록 해야 합니다.

자위행위는 몇 회가 적당한가요?

자위행위는 몇 회가 적당하다고 정해진 횟수는 없습니다. 각자 상황에 따르면 되지만, 너무 많이 해서 피로감을 느끼거나, 너무 많은 자극으로 성기에 통증을 느낀다면 주의를 해야겠지요? 몸에 좋은 보약도 너무 많이 먹으면 좋지 않잖아요. 자위행위도 지나치게 하면 몸에 좋지 않습니다. 그럼에도 적정 횟수를 물어본다면 저는 1주일에 1~2번 정도가 좋다고 이야기합니다. 또한 자위행위에 대한 고민 중 '발기가 잘되지 않아요.'라는 고민도 있습니다. 혹 과도한 영상물이나 자극에 자주 노출되다 보면 작은 자극에는 발기가 되지 않을 수 있습니다. 그러니 그런 자극을 멀리하는 것이 좋습니다.

또한 자위행위를 할수록 사정 시간이 짧아지는 것은 정상입니다.

여자도 자위행위를 하나요?

당연히 여성들도 자위행위를 합니다. 하지만 남성과 비교해 보면 여성들의 자위행위는 많지 않습니다. 그렇다고 여성들이 자위행위를 하지 않는다고 생각하는 것은 잘못된 생각입니다. 물론 한 번도 자위행위를 하지 않는 여성들도 있습니다.

"여자들이 자위행위를 자주 하면 성기 색깔이 검게 변하나요?"

여성의 자위행위는 외음부, 소음순, 대음순, 질의 형태나 색깔에 영향을 주지 않습니다.

단 우리 몸이 성장하면서 외음부와 음순이 커지거나 색이 짙어지기도 합니다. 사람마다 성기의 모양이 모두 다르듯이 색깔 등도 모두 다릅니다. 내 성기가 남들보다 조금 더 거뭇거뭇하거나 음순이 유독 크고 늘어져 보인다고 하여도 그것이 이상한 것은 아닙니다. 성기의 색이 검어지는 것은 나이가 들면서 멜라닌 색소에 의한 자연스러운 현상입니다.

여성의 자위행위는 흔히 음핵을 손으로 부드럽게 만지거나, 손가락이나 도구를 사용하는 것이 대부분입니다. 하지만 나의 몸을 탐구하고 즐거움을 느끼는 방식은 사람마다 다릅니다. 잘못된 방법으로 다치게 하는 것이 아니라면 무엇이든 가능할 것입니다.

자위행위에도 예절이 있습니다

자위행위는 나 혼자만의 공간에서, 기분이 좋을 때 하는 것이 좋습니다. 자위는 자기 자신을 사랑하기 때문에 자신의 감정에 충실하고, 자신을 긍정적으로 느낄 수 있을 때 가능한 것입니다. 그러므로 적당한 자위행위는 나쁘지 않습니다. 자위행위를 할 때는 첫째도 위생과 안전, 둘째도 위생과 안전을 염두에 두어야 합니다. 다음은 자위를 할 때 주의해야 할 사항입니다.

1. 자위행위를 하기 전에 손을 깨끗하게 씻는다.

2. 음란물을 보면서 자위행위를 하지 않으려고 노력한다.

3. 반드시 혼자 있는 공간에서, 나 자신의 것만 만진다.

4. 자위행위 후 깨끗하게 뒤처리한다.

5. 날카롭거나 딱딱한 물건, 이물질은 사용하지 않도록 한다.

마지막으로, 청소년기에 강한 성욕으로 인한 지나친 자위행위가 고민이라면 아예 관심을 돌릴 다른 취미를 만들어 보라고 권하고 싶어요. 자위에 대해 고민할수록 더욱 집착하게 될 수 있으니까요. 하고 싶은 것(음악, 그림, 게임, 좋아하는 예능 보기 등등)을 찾아서 해 보는 것을 권하고 싶습니다. 그러다 보면 성 욕구도 한층 가라앉을 것입니다.

"성에 대한 억압"에서 벗어난다는 것!

다큐멘터리 영화 <자밍아웃>은 오랜 시간 억압되어 온 여성의 자위에 대해
드러내 놓고 생각해 보도록 이끄는 영화입니다. 제목 역시 '자위'와 '커밍아
웃'으로 '나 자위한다'를 감추지 않고 드러낸다는 뜻이지요. 영화에서 할머
니와 손녀는 '자위 토크'를 나누는데 매우 인상적입니다.

"할머니 자위해요?"
"젊을 때 했지."
"언제 했어요?"
"할아버지가 해 준 게 부족했을 때 했지."

할머니는 손녀에게 자위행위에 대해 당당하게 말합니다. 자위란 행위가 부끄럽
고 감출 대상이 아니라 즐겁고 당당한 것이라는 걸 느끼게 해 주지요 어떤가요?
나의 소중한 성을 더 이상 억압하지 않고 당당하게 여기고, 즐기는 자세를 지닌
다면 '자위 토크' 역시 유쾌한 소재가 될 수도 있을 것 같네요

chapter

성,
나 혼자만의 문제로
보지 않아야 하는 이유

생명 감수성 높이기

남자가 꼭 콘돔을 써야 하나요?
질외 사정을 하면 되지 않나요?

"성관계 시 질외 사정을 하면 피임을 하지 않아도 되나요?"

생각보다 이런 질문을 하는 학생들이 꽤 많습니다. 많은 청소년이 성과 관련해서 인터넷 검색으로 지식을 얻습니다. 온라인에서 물어보고 답하는 시스템이 편리하기는 하지만, 정확한 정보인지는 알 수가 없습니다. 물론 가짜 정보도 많이 있고요. 성에 대한 지식은 내 몸과 직결된 문제이니만큼 반드시 올바른 정보와 지식을 얻어야만 합니다.

사춘기가 되면 성호르몬에 의해서 생리 현상이 시작되어 임신할 수 있게 됩니다. 다시 말해 여자 청소년도 가임기 여성이 되는 것이지요. 가임기란 임신이 가능한 기간을 말합니다. 아직 어른이 되기 전이지만 몸만큼은 아이를 낳을 수 있는 상태가 된다는 것입니다. 그러니 청소년기의 성관계는 반드시 피임을 잘해서 임신을 방지해야 합니다.

그런데 우려스럽게도 청소년들 대다수가 질외 사정을 하면 임신이 되지 않는다고 생각하고 있습니다. 하지만 그건 대단히 잘못된 생각이랍니다.

여성의 질 밖에 사정하는 것을 '질외 사정법'이라고 하는데, 질외 사정은 따로 준비할 것이 없어서 손쉬운 피임 방법이라고 여기기 쉬워요. 하지만 피임에 실패할 확률이 매우 높아서 의학적으로는 질외 사정법을 피임법으로 인정하지 않습니다. 질 외에 사정하더라도 임신할 가능성이 있기 때문이지요. 그 이유는 '쿠퍼액' 때문입니다.

쿠퍼액이란, 성관계를 할 때 남성의 성기에서 윤활유처럼 나오는 액체를 말합니다. 미국의 '쿠퍼'라는 사람이 발견해서 붙인 이름이지요. 성관계를 할 때 남자들이 흥분하면 성기에서 맑은 액체 같은 것이 소량 나옵니다. 그 속에도 정자가 있습니다. 소량이라고는 하지만 쿠퍼액 속에도 건강한 정자가 300마리 이내로 존재합니다.

또한 남성이 사정하는 순간을 잘 조절할 수 있다고 생각하지만, 완벽하게 조절할 수는 없습니다. 성관계를 하면서 자기도 모르게 정액이 나왔을 수도 있고요. 십 대인 여러분이 임신을 계획할 리가 없으니 반드시 피임을 잘해야만 합니다. 콘돔 외에도 다양한 피임 방법이 있으며, 올바른 피임 방법을 익혀야 한답니다.

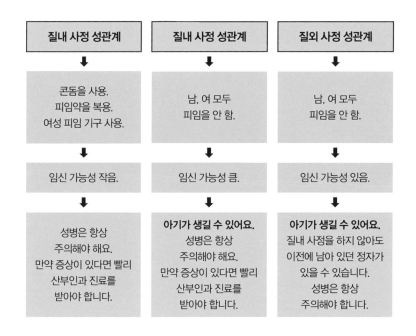

질내 사정 성관계	질내 사정 성관계	질외 사정 성관계
콘돔을 사용. 피임약을 복용. 여성 피임 기구 사용.	남, 여 모두 피임을 안 함.	남, 여 모두 피임을 안 함.
임신 가능성 작음.	임신 가능성 큼.	임신 가능성 있음.
성병은 항상 주의해야 해요. 만약 증상이 있다면 빨리 산부인과 진료를 받아야 합니다.	**아기가 생길 수 있어요.** 성병은 항상 주의해야 해요. 만약 증상이 있다면 빨리 산부인과 진료를 받아야 합니다.	**아기가 생길 수 있어요.** 질내 사정을 하지 않아도 이전에 남아 있던 정자가 있을 수 있습니다. 성병은 항상 주의해야 합니다.

솔직히 콘돔을 사는 게 어렵잖아요

"쌤, 솔직히 콘돔 사는 건 좀 그래요. 학생이 콘돔을 살 수 있나요?"

남성의 피임 방법에는 여러 가지가 있는데 그중 가장 손쉬운 것이 바로 '콘돔'입니다. 미리 콘돔을 준비하는 것은 물론이고 사용 방법도 배워 두어야 합니다. 콘돔을 사용하다가도 통증 때문에 위험성을 알면서도 벗는다면 나중에 돌이킬 수 없는 후회를 하게 될 수 있습니다.

그런데 청소년들이 콘돔을 직접 사기가 쉽지 않습니다. 사실 콘돔은 성인용품이 아니고, 약국이나 편의점에서 누구나 살 수 있습니다.

그러니 당연히 청소년들이 약국이나 편의점에서 콘돔을 사는 것도 불법이 아닙니다. 하지만 청소년들은 주위나 어른들의 시선이 따가워서 콘돔을 사는 걸 꺼립니다. (단 특수 콘돔은 청소년에게 음란한 행위를 조장한다는 이유로 성 기구로 분류되어 청소년들은 구매하기 어렵습니다.)

이런 현실적인 상황을 반영해 2017년부터 청소년 전용 콘돔 자판기가 생겼습니다. 100원만 내면 자판기에서 편하게 콘돔을 구매할 수 있습니다. 현재는 서울을 포함해 네 군데에 설치되어 있는데, 청소년의 안전한 성관계를 위해 점차 늘어나면 좋겠습니다.

간혹 피임 방법을 몰라서, 혹은 방법을 알지만 귀찮아서 피임을 하지 않았다고 고백하는 청소년을 만납니다. 이것은 피임을 안 했을 때 벌어지는 상황의 심각성을 모르기 때문이지요. 하지만 피임을 하지 않는 것은 상대방을 배려하지 않고 존중하지도 않는 행동입니다. 무척 무책임한 행동이기도 하지요. 피임을 하지 않아서 임신이 된다면 그로 인한 책임은 혼자 짊어질 수 없기 때문입니다.

경제 활동이 어렵고 법적으로도 자립하기 어려운 청소년에게 피임은 선택의 문제가 아닙니다. 성관계를 하게 된다면 꼭 피임해야 합니다. 청소년 미혼모의 대부분이 피임 준비 없이 순간적인 충동으로 성관계를 하는 바람에 임신한 경우가 많습니다. 통계에 따르면 성관계를 시작하는 나이는 초등학생으로 나옵니다. 그러니 중학생 때는 당연히 피임 교육을 받아야 하지요. 또한 남자뿐만이 아니라 여자 역시 콘돔을 사용하는 방법을 알아야만 합니다.

콘돔을 쓰는 올바른 방법을 알아보아요

처음 콘돔을 사용할 경우 포장을 뜯으면서 손상이 생긴 콘돔을 모르고 그대로 쓸 수도 있습니다. 그러니 콘돔의 상태를 꼭 확인해 보고 착용해야 합니다. 콘돔에 작은 구멍이라도 있다면 그곳을 통해 정액이 빠져나갈 수 있기 때문입니다. 특히 오래된 콘돔은 미세한 구멍이 있어 정액이 흘러나올 위험이 있습니다.

그래서 콘돔의 제조 일자와 유통 기한을 반드시 확인해야 합니다. 또한 남성의 음경을 질 속에 삽입하기 전에 콘돔을 착용해야 합니다. 콘돔을 잘 씌우는 것 못지않게 잘 빼는 것도 중요합니다. 사정을 한 후에는 콘돔을 즉시 제거해 주는 게 좋습니다. 발기가 끝난 후 콘돔과 질 사이 공간이 많아지면, 질 입구에서 정액이 흐르는 불상사가 생길 수 있기 때문입니다.

혹시라도 콘돔을 잘못 뒤집어씌웠거나 상태가 좋지 않다면, 과감하게 버리고 새 제품을 사용하세요. 0.0001%의 정자라도 방지하는 게 마음 편할 테니까요. 콘돔은 신축성도 좋고 일부러 뜯지 않는 이상 잘 찢어지지 않지만 완벽한 피임 도구는 아니라는 걸 기억해야 합니다. 자, 이제 콘돔의 사용 방법을 알아볼까요? 먼저 올바른 방향으로 귀두부터 천천히 덮습니다. 보통 콘돔을 착용할 때 귀두 부분을 제대로 덮지 않는 경우가 있는데, 귀두에 콘돔이 제대로 착용되지 않으면 피스톤 운동을 하면서 벗겨질 가능성이 있습니다. 따라서 귀두부터 몸통으로 제대로 잘 착용했는지 꼭 체크해야 합니다.

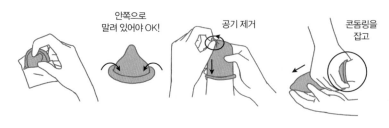

안쪽으로
말려 있어야 OK!

공기 제거

콘돔링을
잡고

| 콘돔 사용법 |

보건복지부와 대한의학회 발표에 의하면 "콘돔의 피임 실패율은 18%이고, 먹는 피임약의 피임 실패율은 9%"라고 합니다. 즉 완벽한 피임법은 없습니다.

피임은 안전한 성관계는 물론 상대에 대한 사랑과 존중, 그리고 배려를 위해서 지켜야 할 예절입니다. 또 성인이 되어서도 필요하므로 꼭 바르게 익힐 필요가 있습니다. 콘돔 사용법과 유의 사항은 다음과 같습니다.

1. 콘돔을 포장지에서 꺼낸다.

2. 포장지에서 꺼낼 때 콘돔이 찢어지지 않도록 주의한다.

3. 콘돔 끝에 있는 공기주머니를 비틀어 공기를 뺀다.

4. 공기를 빼지 않으면 성관계 때 마찰로 인해 콘돔이 파열될 수 있다.

5. 콘돔을 음경의 아래쪽까지 완전히 씌운다.

6. 불안한 생각에 콘돔을 두 개 사용하면 마찰로 인해 파열의 위험이 더 크다.

7. 사정 후 음경을 질에서 바로 뺄 경우, 콘돔 속에 남아 있던 정액이 흘러나올 수 있으므로 콘돔의 아랫부분을 잡고 질에서 음경을 뺀다.

8. 콘돔을 벗겨낸다. 한 번 사용한 콘돔은 재사용하지 않는다.

9. 콘돔을 휴지에 싸서 보이지 않게 버린다.

청소년 성관계 경험자의 피임 실천율

(단위: %)

구분	2014 분석대상자 수 / 분율(표준오차)	2015 분석대상자 수 / 분율(표준오차)	2016 분석대상자 수 / 분율(표준오차)	2017 분석대상자 수 / 분율(표준오차)	2018 분석대상자 수 / 분율(표준오차)	2019 분석대상자 수 / 분율(표준오차)
전체	2,930 / 43.6(1.0)	2,653 / 48.7(1.0)	2,287 / 51.9(1.1)	3,033 / 49.9(0.9)	3,209 / 59.3(1.0)	3,282 / 58.7(0.9)
남학생	2,050 / 44.1(1.3)	1,962 / 48.6(1.2)	1,616 / 52.0(1.3)	2,119 / 49.7(1.1)	2,118 / 57.9(1.2)	2,285 / 58.4(1.1)
여학생	880 / 42.2(1.7)	691 / 48.8(1.9)	671 / 51.8(2.1)	914 / 50.4(1.8)	1,091 / 62.4(1.3)	997 / 59.4(1.6)

〈질병관리청, 청소년 건강행태 온라인 조사, 2019〉

생각 토크

청소년 전용 콘돔 자판기가 등장했다구요?

한 벤처 기업이 도심에 '19세 이상 성인은 사용할 수 없다'는 문구가 붙은 청소년 전용 콘돔 자판기를 설치했습니다. 청소년의 피임권을 보장하기 위해 설치한 것으로 단돈 '100원'으로 콘돔을 구매할 수 있답니다. 전국에 청소년 전용 콘돔 자판기가 설치된 곳은 서울 2곳, 광주와 충남 홍성에 1곳씩 모두 4곳이랍니다. 이런 청소년 전용 콘돔 자판기의 등장을 여러분은 어떻게 생각하나요?

여성 피임약, 몸에 나쁜가요?

    청소년 시기만이 아니라 임신을 원하지 않는다면 피임은 언제나 잘 해야 합니다. 그러므로 피임을 하려면 효과가 확실해야 하고, 사용이 편해야 하고, 부작용과 후유증이 없어야 합니다.

    남자들의 피임 방법으로 콘돔을 사용하거나 정관 수술을 하는 방법도 있습니다. 정관은 정자가 이동하는 통로를 말하는데 이 정관을 잘라 봉합하여 정자가 이동하는 것을 막는 것이지요. 주로 부부간에 자녀를 더 계획하지 않는 경우에 정관 수술을 합니다.

    그렇다면 여자들은 어떤 피임 방법을 해 볼 수 있을까요? 간혹 따로 준비할 필요 없이 날짜만 계산하면 된다는 이유로 생리 주기법을 이용하는 여성들도 있습니다. 생리 주기법이란 생리 주기를 통해 가임기를 피하는 방법을 말합니다. 다음 달 생리 예정일로부터 14일 전이 배란일이고, 배란일 전 5일, 배란일 후 3일 정도가 가임기에 해당합니다. 그러니 이 가임기만 피해서 성관계를 하면 피임이 된다고 보는 거지요.

하지만 이것은 생리 확정일이 아니고 예정일을 토대로 한 계산이기 때문에 얼마든지 생리일이 변할 수 있다는 점을 알아야 합니다. 다시 말해 제대로 된 피임 방법이 아니라는 소리이지요. 만약에 생리 주기가 불규칙한 편이라면 배란일을 계산하는 건 더욱 어렵답니다. 그러니 건강한 여성은 365일 임신 가능성이 있다고 생각하는 편이 좋습니다.

여성의 영구적 피임 방법으로는 난관 수술이 있습니다. 하지만 영구적인 방법이기 때문에 무척 신중해야 합니다. 임신을 원하게 되는 때가 올 수도 있으니까요. 단기적인 방법으로는 자궁 내 장치인 루프, 페미돔(Femidom) 등이 있습니다. 루프는 자궁에서 수정을 막는 장치를 말합니다. 질을 통해 삽입하는데, 다만 루프를 삽입하면 생리량이 많아지거나 불규칙해질 수 있습니다. 페미돔은 여성 콘돔으로 질 내부를 감싸 주어 정자의 이동을 막아 줍니다. 페미돔도 콘돔과 같이 일회용이며, 피임 실패율은 0.2% 정도로 콘돔보다 안전합니다.

또한 피임약을 먹는 방법도 있습니다. 성관계 전에 먹는 '사전 피임약'과 성관계 후에 먹는 '사후 피임약'이 있습니다.

사전 피임약은 한 세트를 매일 같은 시간대에 복용하는 것이 중요하므로, 알람을 맞춰 두고 먹는 게 좋습니다. 먹고 난 후 7일간 약을 먹지 않고 쉽니다. 사후 피임약은 성관계를 한 후 24시간 내에 먹는 것이 효과적입니다.

하지만 피임약을 복용하는 걸 쉽게 생각해서는 안 됩니다. 먹는 피임약은 여성의 호르몬에 영향을 주어 두통과 메스꺼움, 부정 출혈 등 부작용을 유발합니다. 그러므로 반드시 의사 선생님과 상담하고 복용해야 합니다.

나중에 먹기만 하면 되는 사후 피임약, 간편하다고 생각하면 안 돼요

우리나라에서는 사후 피임약을 반드시 전문의에게 처방받아야만 살 수 있습니다. 일반 약국에서 처방전 없이는 구입할 수 없지요. 물론 청소년도 약을 처방받을 수 있지만, 보호자가 동반해야 하는 상황이 있을 수도 있습니다. 먹는 피임약은 여러 가지 부작용과 위험이 있기 때문입니다.

사후 피임약은 배아(임신 8주 이전까지의 수정란)가 자궁에 착상하는 데 필요한 자궁 막을 만드는 호르몬이 분비되는 것을 막고, 이미 형성된 자궁 막을 파괴해 출혈을 일으켜 막과 배아가 피와 함께 밖으로 나오도록 만듭니다. 사후 피임법은 태아의 생명을 없애는 것뿐만이 아니라 임산부의 생명까지 위협할 수 있어서 주의해야 합니다.

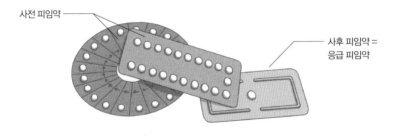

사전 피임약

사후 피임약 =
응급 피임약

| 피임약 |

사후 피임약은 성관계를 한 후 되도록 빨리 먹어야 합니다. 적어도 24시간 이내에 의사의 처방을 받아 한 번 복용합니다. 성관계를 한 후 보통 3~5일까지는 복용이 가능하나, 시간이 지날수록 피임 효과는 떨어집니다. 약을 먹고 나서 3~5일째 출혈이 보일 수 있는데 이것은 약에 대한 반응으로 일시적으로 나타나는 현상입니다. 필요할 경우 병원을 방문해 진료받는 것을 권합니다. 사후 피임약만 처방받는 경우 병원의 진료 기록에는 자료가 거의 남지 않으니 걱정하지 않아도 됩니다.

성관계를 한 후 제대로 피임을 했는지 불안하다면, 차라리 정확하게 임신인지 아닌지를 알아보는 편이 낫습니다. 임신했는지 여부는 성관계를 하고서 2주 뒤, 임신 테스트기를 써서 알아볼 수 있습니다. 더 빠르게 확인하고 싶다면 성관계를 한 지 최소 10일 이후에 산부인과에 방문하여 피 검사를 해 보는 방법도 있습니다.

사전 피임약과 사후 피임약을 비교해 봅시다.

구분	사전 피임약	사후 피임약
사용 목적	임신을 미리 막기 위해 복용.	준비되지 않은 성관계 후 원하지 않는 임신을 막기 위해 긴급하게 복용.
먹는 방법	21일간 복용 후 7일간 복용하지 않는다.	성관계 후 72시간 내 복용한다.
부작용	장기간 복용으로 여성 호르몬에 영향을 준다.	구역질, 구토, 일시적인 생리 주기 변화가 있다.

저 임신이면 어쩌죠?

"남친이랑 성관계를 했는데 피임약도 안 먹고, 콘돔도 안 했어요."

아직 학생인데도 이런 상황에 처했다면 불안하고 걱정이 앞설 것입니다. 이러한 상황을 막기 위해서 피임 교육을 하고 피임을 신신당부하는 것이고요. 피임하지 않은 상태에서 성관계를 했다면 임신했는지 여부를 확인하는 것이 반드시 필요합니다. 그저 두렵고 알고 싶지 않다는 이유로 회피하는 것은 어리석은 행동에 불과합니다. '아니겠지' 하는 마음으로 있다가는 오히려 자신의 몸에 해가 가는 행동들을 하게 될 수도 있기 때문입니다.

임신을 하면 일어나는 내 몸의 변화

임신 과정을 살펴보면 남성의 정자가 여성의 질 내로 들어가 난자와 수정된 후 세포 분열을 하면서 나팔관을 통해 자궁으로 이동합니다. 수정 후 약 일주일 정도 지나면 자궁 내막에 붙게 되는데 이를 '착상'이라고 합니다. 착상이 되면 '임신'이 됩니다. 착상 후 수정란은 자궁 내막에 뿌리를 내리고 점차 건강한 태아로 자랍니다. 임신을 하면 몸에도 변화가 생깁니다.

가장 큰 변화는 생리가 멈추는 것입니다. 배란이 되면 난소는 황체 호르몬인 프로게스테론을 생산하는데 이 황체 호르몬으로 인해 난자를 더 이상 만들지 않습니다. 그래서 생리를 하지 않게 되는 것이지요.

특히 생리 주기가 정확했던 여성이라면 생리 예정일에서 일주일 이상 지나도 생리가 없다면 임신을 의심해 봐야 합니다. 하지만 환경의 변화나 스트레스 등으로 생리가 늦어지는 때가 있어서 생리 주기로만 임신 여부를 파악하기는 어렵습니다. 또는 착상으로 인한 출혈을 생리 증상으로 여기고 넘어가는 경우도 있고요. 청소년들은 불규칙한 생리로 인해 임신을 잘 모르고 넘어가는 경우가 많아요. 그러니 배란일에서 약 2주일 후에는 임신 테스트기로 체크해 봐야 합니다.

속이 메스껍고 헛구역질이 일어나는 '입덧' 역시 호르몬 때문에 생기는 현상입니다. 임신 2개월 즈음 태반에서 태반 호르몬이 분비되기 때문이지요. 하지만 개인마다 달라서 입덧을 전혀 하지 않는 사람도 있습니다.

임신을 하면 가슴 역시 변화를 겪습니다. 임신 초기에는 유방이 딱딱해지고 욱신거리다가 대개 2개월 이후부터 점차 커지고 둥그렇게 되는데 이것은 유방의 유선이 호르몬의 영향으로 커지기 때문입니다. 이렇게 유방이 커지면서 정맥이 드러나고 유방의 표면, 즉 표피도 처지게 됩니다. 젖꼭지는 점차 커지면서 진한 갈색으로 되며 똑바로 서게 됩니다.

임신 중기에 유방을 마사지하면서 젖꼭지를 눌러 보면 진한 노란색의 초유가 분비되기도 합니다. 동시에 이 시기에 젖꼭지의 착색 부위는 점차 넓어지며 더 진한 갈색으로 변해갑니다.

또한, 임신이 되면 기초 체온이 올라갑니다. 미열이 13~14주 정도 유지되며 고온이 3주 이상 지속된다고 느끼면 임신 가능성을 생각해 보아야 합니다. 변비가 생기거나 자주 소변이 보고 싶어질 수도 있습니다. 변비는 황체 호르몬이 장운동을 억제해서 생기고, 소변을 자주 보는 것은 커진 자궁이 방광을 압박하기 때문이죠.

하지만, 이러한 증상만으로 임신을 판단하기는 쉽지 않습니다. 다시 말하지만 임신인지 아는 방법은 임신 테스트기를 사용하는 것입니다. 임신에 대한 두려움으로 시기를 놓치지 말고 성관계를 하고 2주 후 임신 테스트기로 확인하도록 합니다.

임신 테스트기는 약국이나 편의점, 대형 마트, 드러그스토어 등 다양한 곳에서 저렴한 비용으로 구입할 수 있습니다. 검사 방법은 자고 난 후 첫 번째 소변으로 테스트를 하는 것이 가장 정확합니다. 테스트기 가장자리에 있는 네모난 창에 빨간 선이 생겨난다면 임신입니다.

더 정확한 방법으로는 성관계를 한 날로부터 10일 후에 산부인과에서 혈액 검사를 받는 것이 있습니다.

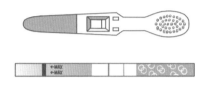

| 임신 테스트기 |

임신을 했어도 청소년의 권리는 보장받아야 해요

국가인권위원회는 "중 · 고교 학생이 임신과 출산을 했을 경우 산전, 산후 요양을 보장하고 다양한 방안으로 학습권을 보장하라."라고 교육부 장관에게 권고했습니다(2019.12). 이것은 임신과 출산을 하면서 학교에 못 나가 유급이 될 수밖에 없었던 중학생이 국가인권위원회에 진정을 낸 결과이지요(2018.6).

국가인권위원회는 학생 역시 임신과 출산으로 인한 몸과 마음의 회복이 필요하다고 판단했습니다. 그래서 "임신과 출산한 여성에 대한 모성 보호는 아동(청소년)도 예외가 아니며, 특히 아동(청소년)이라는 취약성에 따라 국가와 사회의 지원이 더 필요하다."라고 강조했습니다.

2019년 유엔 아동권리위원회는 〈유엔아동권리협약 제5, 6차 대한민국 국가보고서〉에서 "학교에서 임신과 출산을 한 청소년에게 산후조리와 양육 지원 등을 보장하고 청소년의 임신에 대한 효과적인 해결책을 제시하라."라고 대한민국에 권고했습니다.

이러한 권고 사항들을 보면 아직 학교 현장에서 청소년의 임신과 출산에 대한 대책이 미비하다는 걸 알 수 있어요.

지방 자치 단체에서 만든 학생인권조례에서도 임신과 출산을 겪은 학생에 대한 차별을 금지하는 항목이 있습니다. 교육부도 임신과 출산을 한 학생의 교육권을 침해하는 학칙을 점검해 개정하라고 일선 교육 현장에 지시했지요. 하지만 이 역시 미진한 것이 현실입니다.

청소년 인권 단체들은 청소년의 성적 경험과 임신, 출산을 '학생답지 않다'라고 간주해 사실상 학교에서 추방해 온 관행을 고쳐야 한다고 강조합니다. 청소년의 성 경험 실태를 제대로 들여다보지 못하고 '학생다움'만 강조하는 것은 사실 무책임한 처사라고도 볼 수 있습니다. 임신과 출산을 한 청소년도 교육 현장에서 소외되지 않도록 십 대 여러분도 관심을 기울여야 하고, 어른들과 학교 역시 더욱 실질적인 대책을 마련해야 합니다.

국제 사회의 흐름은 우리나라와 다릅니다. 미국과 영국의 경우, 임신과 출산으로 학업을 중단했을 때 출석을 인정해 주거나 휴학을 할 수 있습니다. 대만은 2007년부터 출산 휴가제를 시행해 고교생도 출산 휴가와 육아 휴가를 신청할 수 있습니다. 물론 남학생도요.

이런 제도가 마련되었다는 것은 이미 사회적 시선이 바뀌었다는 뜻입니다. 우리나라에도 임신과 출산을 한 청소년이 충분히 교육받고 몸과 마음을 회복할 수 있는 제도가 꼭 필요합니다.

우리나라도 청소년의 임신과 출산에 대한 학습권이 보장되어 있습니다. 전국 15개 기관을 위탁 교육 기관으로 지정해 학생들로 하여금 대안 교육 프로그램을 받도록 하고 있지만, 위탁 교육 인원은 2016년에는 58명, 2017년에는 77명, 2018년에는 65명으로 아주 미미합니다.

청소년 때 임신했다고 해서 인생이 바닥으로 떨어진 건 아닙니다. 남의 눈보다 내 인생을 먼저 생각해야 해요. 그리고 낳을 것인지 임신 중절 수술을 할 것인지, 출산 후 양육은 어떻게 할 것인지 등에 대해 고민하고 적절한 도움을 받아야 합니다.

호랑이 굴에 들어가도 정신만 차리면 산다는 말처럼, 건강한 마음으로 이 문제를 당면한다면 슬기롭게 풀어나갈 수 있다는 걸 잊지 마세요.

이건 해결하지 못할 문제라고 지레 포기하지 마세요!

한 여학생이 겁에 잔뜩 질려 울먹이는 목소리로 도움을 청했습니다. 남자 친구 집에서 반대가 심해 임신 7개월이 된 자신에게 강제 낙태를 하려 한다고 했습니다. 안전한 곳에서 학교에 다니며 아기를 낳아 키울 수 있도록 도와 달라고 요청했습니다.

이 학생은 교육청과 위탁 대안 교육 기관의 도움을 받아 임신한 상태에서도 학업을 해 나갔고, 그 후 건강한 아기도 출산할 수 있었습니다. 청소년 시기, 임신과 출산이라는 커다란 문제 앞에서 아무 데도 도움을 받을 곳이 없다고 여기고 있나요? 그렇다면 절대 그렇지 않다고 말해 주고 싶어요. 적극적으로 도움의 손길을 구한다면 반드시 그 손을 잡아 줄 곳이 있답니다.

청소년부모지원 킹메이커(https://www.kingmaker.or.kr)

(사)한국미혼모지원네트워크(https://kumsn.org)

청소년부모도우미(http://helpyouth.co.kr)

1549임신상담출산지원센터(https://www.1549prc.com)

낙태는 왜
위험한가요?

고등학생인 로지는 졸업 파티에서 한순간의 실수로 임신을 합니다. 로지는 낙태를 권유받지만 결국 꿈을 포기하면서 딸을 낳고 미혼모가 됩니다. 영화 〈러브, 로지(2011)〉의 이야기입니다. 만약 여러분이 주인공 '로지'라면 어떤 선택을 할까요?

로지처럼 원치 않게 임신하는 일은 현실에서도 일어납니다. 그리고 당연히 로지처럼 '낙태'를 고민하게 됩니다.

낙태는 임신을 했지만 여러 사정상 아기를 낳을 수 없는 경우에 태아를 자궁에서 끄집어내는 것을 말합니다. 즉 태아가 생존 능력을 갖추기 전에 인공적으로 임신을 종결시키는 것으로 다른 말로, '인공 임신 중절'이라고도 합니다. 산모의 건강을 위해서 또는 생명 존중을 위해서는 피해야 할 일이지만, 어쩔 수 없이 낙태 수술을 하게 되는 경우도 있습니다. 낙태 수술은 다른 외과 수술과는 다르게 눈으로 보이지 않는 태아가 자궁벽에 붙어 있어서, 의사의 느낌만으로 태아를 긁어내야 하므로 위험이 따릅니다.

낙태는 초기 임신 중절과 중기 임신 중절이 있는데 임신 12주 이전에 수술한다면 초기에 해당합니다. 이 수술은 산모의 건강에 나쁜 영향을 미치며, 무리한 기계 조작으로 천궁(자궁에 구멍이 뚫림)이 생길 수도 있습니다. 중기 임신 중절은 임신한 지 12주 이후에 하는 수술입니다. 인공적으로 진통을 유발해 태아와 태반을 꺼내는데 출혈이 심한 경우 자궁에 문제가 생길 수 있습니다.

2019년 위헌 판결이 나오기 전까지 우리나라에서 낙태는 불법이었습니다. 여성은 낙태를 할 경우 낙태죄로 처벌을 받았지요. 2019년 헌법재판소는 임신 22주 내외에 도달하기 전에는 여성의 자기 결정권을 보장해야 한다는 의견을 냈습니다. 그리고 낙태를 처벌하도록 한 형법 규정에 대해 '헌법불합치' 결정을 내렸지요. 그에 따라 2020년 12월 31일까지 관련 법이 개정되어야 했지요.

2020년 10월 법무부는 낙태에 관한 개정안을 입법 예고했습니다. 그 내용은 다음과 같습니다. 임신 초기인 14주 이내에 낙태를 허용하고, 임신 중기인 24주까지는 성범죄로 인한 원치 않은 임신, 임산부나 배우자의 신체 질환, 임산부의 건강 위험 등 특정 사유가 있을 때 허용한다는 것입니다. 또한 수술 외에 심리적 상담도 제공하는 것으로 나와 있습니다.

하지만 여전히 이에 대한 찬반 의견이 첨예하게 대립 중이고, 결국 개정 법안이 마련되지 않은 채 헌법재판소가 정한 개정 시한(2020년 12월 31일)을 넘겨서 낙태죄 조항은 2021년 1월 1일부터 사실상 효력을 잃게 되었습니다.

앞으로 낙태에 관한 입법과 시스템 정비가 어떻게 마련될지는 우리 모두 관심 있게 지켜보고 또 논의해야 할 것입니다. 왜 낙태죄가 폐지되었는지, 또 어떤 법이 마련되어야 하는지는 지난 과거를 보면 앞으로의 방향을 더욱더 잘 생각해 볼 수 있을 것입니다.

과거에는 여성 혼자서 낙태에 대한 책임과 처벌을 져야만 했습니다. 낙태 수술이라는 것이 여성의 신체에 큰 고통을 안겨 주는 수술임에도, 그동안 여성은 책임과 처벌의 대상으로만 여겨졌던 것이지요. 임신은 여자 혼자가 아닌 남자와 함께 생명을 만든 결과인데, 여성만 낙태로 인한 신체적 고통과 처벌을 감수하고 사회적인 비난까지 받았습니다. 이러한 현실은 문제가 있다고 판단한 것이지요.

실제로 과거에 행했던 법적 제지가 현실에서 실용성이 있었는지도 의문입니다. 낙태를 허용하는 선진국보다 낙태가 불법이었던 우리나라의 낙태율이 더욱 높았답니다.

하지만 낙태는 소중한 생명을 잃게 되는 행위이기도 합니다. 이러한 비극을 만들지 않기 위한 노력이 정말 중요할 것입니다. 그렇기 때문에 성관계를 할 때는 반드시 피임을 해야 합니다. 물론 피임을 해도 임신이 될 가능성이 있다는 사실을 꼭 염두에 두고 신중하게 성관계를 해야 합니다.

또한 인공 중절 수술에는 몇 가지 유의할 점이 있습니다.

1. 다른 외과적인 수술과 달리 눈으로 보지 않고 하는 수술로 합병증을 유발할 가능성이 크기 때문에 산부인과 전문가와 상담해야 합니다.
2. 수술 전에 자궁 경부염, 질염 등을 발견하면 치료를 받아야 합니다.
3. 수술 후 충분한 안정과 휴식을 취하며, 적절한 치료와 약으로 후유증이 생기지 않도록 해야 합니다.

생각 토크

여성의 자기 결정권이냐? 배 속 태아의 생명권이냐?

영화 <언플랜드(2020, 15세 관람가)> 이야기입니다. 이 영화는 미국 최대의 낙태 클리닉, '가족계획연맹'에서 8년간 상담사로 일하던 최연소 소장 '애비존슨'의 이야기를 담고 있습니다. 주인공 '애비'는 낙태 경험자로서 자신과 같은 기로에 선 여성들을 돕는다는 사명감을 갖고 성실히 일하지만 처음으로 수술실에 들어가게 된 날, 지금까지의 신념을 송두리째 뒤바꿀 장면을 목격하게 됩니다. 그 후 그녀는 가족계획연맹을 나와서 생명 살리기 운동을 합니다. 무려 2만 2천 건의 낙태를 도왔던 그녀가 정반대의 길을 선택하는 과정은 다양한 생각을 하게 만듭니다. 영화를 보며 여성의 인권과 배 속 태아의 생명권에 대해 나는 어떤 생각을 하게 되는지 짚어 봅시다.

성 매개 감염병(성병)은 무엇이 있고 어떻게 예방하나요?

"성병에 걸린 걸 어떻게 알 수 있어요?"

학생들은 성병에 대한 깊이 있는 지식을 알고 싶어 합니다. 그래서인지 이러한 질문을 자주 받습니다. 성병이라고 하면 왠지 말하기 꺼리는데, 성병은 부끄러워할 대상이 아닙니다. 오히려 이렇게 적극적으로 알고 싶어 해야 안전한 성 의식을 지닐 수 있겠지요.

성병(성 매개 감염병)은 성행위나 다른 성적인 접촉을 통해 다른 사람에게 세균이나 바이러스를 감염시키는 감염성 질병입니다. 주로 성행위를 통해 감염되지만 수혈 등 다른 경로로 감염되기도 하며 모두 "성인성 질환"이라고 말합니다. 최근에는 청소년들 또한 성병에 걸리는 일이 많아졌습니다. 성병은 특히 모르는 사람과 성관계를 하면 걸릴 위험이 아주 높아집니다. 성병 가운데는 증상이 없는 경우도 많아서 검사를 받아보지 않으면 자신이 성병에 감염되었는지 모를 수도 있습니다. 그러니 건강 검진을 받듯이 성병에 관한 검진을 받아 보는 것이 좋습니다.

성병의 종류로는 크게 '세균성(박테리아)', '바이러스성', '기생충형'으로 나뉩니다.

세균성(박테리아) 성 매개 감염병의 종류는 클라미디아(Chlamydia) 감염증, 임질(Gonorrhea), 매독(Syphilis) 등이 있습니다.

바이러스성 성 매개 감염병의 종류는 성기단순포진(Genitsal Herpes), 첨규콘딜로마(또는 생식기 사마귀, Condyloma Acuminata), 인유두종 바이러스(HPV) 감염증, 에이즈(HIV) 등이 있습니다.

기생충성 성 매개 감염병의 종류는 사면발니(Phthiriasis), 트리코모나스(Trichomonas) 감염증이 있고, 그 외 곰팡이에 의한 성병인 칸디다(Candida) 감염증 등도 있습니다.

이 중 클라미디아 감염증, 성기단순포진이 가장 많이 나타납니다.

우리나라는 1954년부터 성 매개 감염병을 법정 감염병으로 지정했으며, 2020년 1월부터 인유두종 바이러스 감염증(HPV)을 추가해 매독, 임질, 클라미디아 감염증, 연성하감(Chancroid), 성기단순포진, 첨규콘딜로마까지 7종을 관리합니다. 하지만, 우리나라 청소년에게 가장 흔한 성 매개 감염병은 비임균 요도염입니다. 비임균 요도염은 임균 외 균에 의한 요도염으로 대표적으로 클라미디아가 원인이 됩니다.

다음은 가장 많이 감염되는 성 매개 감염병입니다.

임질(Gonorrhea)

임질의 원인균은 임균(Gonococcus)이며 성병 중 증상이 빨리 나타나는 질환입니다. 흔한 성 매개 감염병으로 알려져 있고요, 성관계를 하고 2~3일간 잠복기를 거친 뒤에 증상이 나타납니다. 증상으로는 소변을 볼 때 화끈거리고 아프며 진한 고름이 나옵니다. 임질의 임균은 우리 몸 여러 곳에 침범하며 감염을 일으킬 수 있지만 주로 요도염, 자궁 경부염을 일으킵니다. 임질을 진단받거나 임질이 의심되면 보건소에 신고해야 합니다.

매독(Syphilis)

성적 접촉을 통해 매독균(Treponema Pallidum)에 감염되어 발생하는 질환입니다. 매독은 성관계 이후 평균 3주의 잠복기를 거쳐 통증 없는 단단한 궤양성 구진이 주로 성기에 나타나며 치료받지 않아도 2~6주 후 없어지므로 모르고 지나치기 쉽습니다. 그 후 6~8주 잠복기를 지나 피부 발진, 불규칙적 탈모증이 나타나기도 하며 이 또한 3~5개월 후에 자연히 없어지기도 합니다. 매독은 증세가 매우 가벼워 모르고 지나칠 수도 있습니다. 만약 방치하다 임신을 하게 된다면 혈액 검사를 받고 조기 치료해야 합니다.

성기단순포진(음부포진)

헤르페스(Herpes) 바이러스에 감염되어 작은 수포가 나타나는 급성 염증성 피부 질환입니다. 성기 점막 부위가 가렵고 화끈거리며, 물집이 생긴 후에 터져 진물이 흐르고 궤양이 생기게 됩니다. 이 병은 증상이 없어지더라도 신경 속에 잠복해 있다가 면역력이 떨어질 때 다시 활동합니다. 헤르페스는 흔히 재발하기 쉽고 음경의 경우 관상구, 표피, 귀두에 생깁니다.

트리코모나스(Trichomonas) 질염

트리코모나스 질염은 기생충의 일종인 트리코모나스 원충으로 인해 생깁니다. 질의 자정 작용이 떨어지고, 외생식기에 가려움증이 생기고 노란색이나 녹색 분비물이 나오고 냄새가 심해집니다. 또한 생식기가 짓물러 피가 나기도 합니다.

클라미디아(Chlamydia) 감염증

클라미디아 트라코마티스균(Chlamydia Trachomatis)에 의한 감염으로 남성은 요도염, 부고환염, 여성은 요도와 직장, 자궁 경부 감염, 특히 자궁의 윗부분까지 감염되면 골반 염증을 일으켜 불임의 원인이 되기도 합니다. 증상으로는 소변을 볼 때 따가움을 느끼고, 성기 주위에 가려움과 질에서 비정상적인 분비물이 나옵니다. 성관계를 한 두 사람이 모두 병원에서 치료를 받아야 합니다.

성 매개 감염병은 성 접촉에 의한 감염일 경우가 가장 많습니다. 그러므로 성병 검사는 반드시 혼자가 아닌 성관계를 한 파트너와 함께 해야 합니다.

성병의 증상, 예방, 치료에는 어떤 것들이 있을까요?

여성은 생식기가 몸속에 있기에 이상이 있는 줄 모르고 지나치기 쉽습니다. 가장 흔한 증상으로 성병에 걸리면 질이나 음경, 항문에서 불쾌한 냄새가 나는 분비물이 나옵니다. 또한 소변을 볼 때 따끔거리거나 쓰라림이 있습니다.

그 외에도 가만히 있어도 성기 주변이 가렵고, 피부가 헐거나 물집이 생길 수도 있습니다. 마지막으로 아랫배와 골반 주변이 아프기도 합니다.

성병에 걸렸다고 해서 모두 증상이 있는 것은 아닙니다. 치료가 다 되었다고 해도 재발할 우려가 크기 때문에 증상이 나타나면 다시 치료해야 합니다.

가장 중요한 것은 예방입니다. 가장 첫째로 꼽는 예방 방법은 콘돔을 사용하는 것입니다. 콘돔은 피임을 위해서도 쓰지만, 성병이나 에이즈를 예방하는 역할도 합니다. 피임약은 감염 예방에는 전혀 도움이 안 됩니다.

둘째는 아무리 친한 친구나 연인 사이에도 혈액이나 체액이 묻은 물건을 함께 쓰는 것을 피하는 것입니다. 면도기, 칫솔, 귀걸이, 손톱

깎이 등을 쓰는 건 피해야 합니다.

셋째, 성병을 스스로 판단해서 약을 먹고 치료하려고 하면 더욱 악화될 수 있습니다. 꼭 병원에 가서 진료를 받아야 합니다. 성병에 걸렸다는 것에 수치심을 느낄 필요가 전혀 없습니다. 의사에게 정확히 진찰을 받고, 그에 맞는 치료를 해야 합니다.

성병을 피하는 가장 안전한 방법을 꼽자면 사실 성병에 걸린 상대를 피하는 것입니다. 성관계를 하기 전에 이런 부분을 미리 체크하는 것이 현명합니다. 그런 걸 누가 일일이 체크하냐는 태도는 자기 몸을 함부로 대하는 것과 마찬가지입니다. 안전한 성관계를 위해서는 반드시 해야 한다고 보는 것이 좋습니다.

성병은 치료할 수 있는 질병입니다. 그러니 성병에 걸렸다고 크게 상심하지 않아도 됩니다. 성병 치료는 성관계를 맺은 상대방과 함께 해야 합니다. 특히, 남성이 임질에 걸렸을 경우에는 남성만 치료하면 안 됩니다. 여성은 아무 증상이 없을 수 있는데 그렇다고 남자만 치료한다면 그 여성에게서 다시 남성이 감염될 수 있습니다.

청소년들의 성관계 연령이 낮아지고, 성에 관한 생각도 점점 개방적으로 되어 여러 상대와 성관계를 맺는 경우가 많습니다. 그에 따라 성 매개 감염병에 걸린 청소년 환자도 늘고 있습니다. 성병은 눈으로 확인하기 어렵기 때문에 감염 상태를 잘 모를 수 있으니 주의 깊게 관찰해야 된답니다.

그리고 성병은 스스로 주의하면 예방할 수 있으니 너무 두려워하지 않아도 됩니다. 대체로 성관계 시 정액, 질 분비액을 통해 감염되나

혈액에 의한 감염도 있습니다. 만일 임산부가 성병을 앓고 있다면 출산 중이나 출산 후 모유 수유를 통해 아기도 감염될 수 있습니다. 하지만 악수, 포옹, 키스와 같은 신체 접촉이나, 같이 목욕하고 변기를 사용하는 것으로는 감염되지 않습니다.

생각 토크

성병에 감염되었는지 남자는 알아도 여자는 모를 수 있다고요?

성병은 여성이 남성에게 감염될 확률이 훨씬 높습니다. 남녀의 신체 구조 때문인데 여성이 보유한 세균이 남성의 요도로 옮겨가기는 어렵지만, 남성의 경우 사정을 하면서 여성의 질 속에 직접적으로 세균을 전파하기 때문입니다.

흔한 성병 중 요도염의 경우 남녀 모두 3일~2주 정도의 잠복기가 있습니다. 잠복기 이후 남성의 70~80%는 간지러움, 통증, 불편함 등의 자각 증상이 있는 반면 여성의 70~80%는 자각 증상이 없어 감염 여부를 모르는 상태에서 성관계를 할 수도 있으니 주의해야 합니다.

백신 없는 에이즈(AIDS), 어떻게 예방해야 하나요?

"선생님, 에이즈(AIDS)에 걸리면 죽나요?"

질문하는 아이들의 얼굴은 호기심 반 두려움 반입니다. 에이즈라는 말만 들어도 공포에 떨게 됩니다. 흔히 에이즈는 난잡한 성생활을 즐기는 일부 어른들이 걸리는 병으로 생각하지만, 우리나라에도 청소년 에이즈 환자가 차츰 늘고 있습니다. 질병관리청 통계 자료를 보면 10~20대 인간 면역 결핍 바이러스(HIV) 감염인과 후천성 면역 결핍증(AIDS · 에이즈) 감염인이 매년 늘어나는 것으로 나타났습니다 (2020). 연도별 신규 감염인 수도 10~20대 비율이 늘고 있고요. HIV 바이러스가 에이즈 증상으로 나타날 때까지 걸리는 기간이 최대 10년이라고 본다면 상당히 어린 나이에 감염되었음을 알 수 있습니다.

에이즈(AIDS: Acquired Immune Deficiency Syndrome)는 '후천성 면역 결핍증'으로도 불리며 '인간 면역 결핍 바이러스(HIV, Human Immunodeficiency Virus)'에 감염되어 면역 기능이 떨어져서 죽음에까지 이르는 감염병입니다. HIV(인간 면역 결핍 바이러스)는 이름에서 알 수 있듯이, 사람의 면역 세포를 파괴하고 면역 기능을 무너뜨리는 바이러스입니다. 이 바이러스에 감염되면 5년에서 10년간 잠복 기간을 거쳐 에이즈(AIDS)가 발병합니다. 폐렴이나 악성 종양 같은 질병이 연속적으로 생기고, 끝내 죽음에 이르기도 합니다.

에이즈는 감염 초기에 혈액 속에서 균이 자라다가 8~10년의 잠복기를 거치기 때문에 HIV 바이러스에 감염된 사실을 모르고 지내기가 쉽습니다. 그러다 심각한 감염으로 발전된 후에 에이즈로 진단되는 경우가 많지요.

에이즈는 초기 증상으로 꼽을 만한 특징이 없는 편이지만 환자의 약 30~50%에서 감염 후 감기 증상, 피부의 붉은 반점이 나타나기도 합니다. 감염된 후에 2~8주 사이에 인플루엔자와 비슷한 증상이 나타나는 사람도 있습니다.

감염된 HIV는 면역 체계로 들어갑니다. 그곳에서 대량으로 자라서 세포막을 파괴하고, 혈액 속에서 림프액, 체액으로 흩어집니다. 아직까지 완치가 불가능한 병이기 때문에 법률적으로도 엄격히 관리하고 있습니다. 후천성 면역 결핍증 예방법에 따르면 에이즈 바이러스(HIV)에 감염된 사람이 '체액'을 통해 '전파 매개 행위'를 하면 징역

3년을 받을 수 있습니다.

유념해야 할 점은 HIV 자체는 에이즈가 아니라 에이즈가 나타날 수 있는 원인균이라는 것입니다. 약을 꾸준히 먹으면 에이즈로 진행되는 것을 막을 수 있습니다. 만약 에이즈에 걸렸다고 해도 최근에는 바이러스의 증식을 억제하거나 유전자 치료법 등을 개발하고 있어서 치료만 잘하면 건강한 생활을 할 수 있습니다.

에이즈는 죽는 병이 아니다

에이즈는 1981년에 정식으로 성 매개 감염병으로 인정받았습니다. 주로 성관계를 통해 감염되고, 전 세계적으로 감염자가 많습니다. 아직까지 완치되는 치료 약은 없지만, 치료와 관리를 잘한다면 평범한 생활도 가능합니다.

그렇다면 HIV는 어떤 경로로 감염될까요? 첫째, 성관계를 통한 감염입니다. 성행위를 하던 중에 생기는 상처 때문에 감염되는 것입니다. 콘돔 없이 성관계를 하면 감염될 수 있습니다.

둘째, 태어날 때 어머니에게서 감염되는 경우도 있습니다. 즉 엄마가 감염된 경우, 태아도 감염될 수 있어요. 이때는 제왕 절개로 출산해야 하고, 모유 수유는 하면 안 됩니다.

셋째, 수혈을 통한 감염입니다. HIV에 감염된 혈액을 수혈하거나 감염 환자의 혈액을 원료로 하여 만든 의약품을 투여했을 때 감염될 수 있습니다.

넷째, 모르는 사람과의 성관계를 통해 감염될 수 있습니다. 상대방이 어떤 성병에 걸렸는지를 모르는 상태에서 하는 성관계는 당연히 위험합니다.

이처럼 다양한 경로로 HIV에 감염될 수 있으니 에이즈에 걸렸다고 해서 문란하다고 생각하는 편견은 버려야 합니다.

세계보건기구(WHO)가 매년 12월 1일을 '세계 에이즈의 날'로 정했습니다. 에이즈에 대한 편견과 차별을 없애기 위해서입니다. HIV가 발견된 초기에는 '20세기 흑사병'이라 불릴 만큼 감염되면 곧 사망한다는 인식이 강했습니다. 하지만 지금은 HIV 치료제가 개발되어 감염인의 기대 수명이 증가했습니다.

엄중식 가천의대 감염내과 교수는 "치료제를 꾸준히 하루 1번 복용하면 다른 사람에게 HIV 전파가 안 되는 수준으로 에이즈 치료 의학이 발전했다."라고 말합니다. 좋은 치료제가 꾸준히 개발되면서 추가 감염률을 낮추게 된 것이지요. 언젠가는 에이즈를 극복해낼 날이 오지 않을까 기대해 봅니다.

"젊은 에이즈 환자가 늘어나고 있어요!"

한국에이즈퇴치연맹이 질병관리청의 'HIV/AIDS 신고현황' 자료를 분석한 결과, 다음 표에서 보듯이 청소년의 에이즈 감염은 계속해서 늘고 있습니다. 에이즈란 질병에 대해 어떤 생각이 드나요? 이를 막기 위한 현실적인 대처는 무엇이라고 생각하나요?

10~20대 청소년 HIV/AIDS 감염인 수

연도	2011	2012	2013	2014	2015	2016	2017	2018	2019
인원(명)	248	296	342	384	425	440	430	415	469

10~20대 청소년 HIV/AIDS 신규 감염인 증가율

연도	2011	2012	2013	2014	2015	2016	2017	2018	2019
증가율(%)	27.9	34.1	33.7	35.5	36.9	36.7	36.1	34.4	38.3

남자도 자궁 경부암 예방 접종을
해야 하나요?

보통 초등 6학년이 되면 여학생들에게 자궁 경부암 예방 접종을 받도록 안내합니다. 아이들은 아직 자궁 경부암의 위험성이 와닿지 않는지 아픈 주사를 꼭 맞아야 하냐며 불평하기도 하지요. 이 예방 접종은 인유두종 바이러스(HPV)의 감염을 예방하기 위해서 맞는 거랍니다. 여성들이 자궁 경부암을 일으키는 인유두종 바이러스에 감염이 잘되기 때문입니다.

인유두종 바이러스는 생식기 감염을 일으키는 바이러스로, 계속하여 감염되면 자궁 경부암 등의 원인이 됩니다. HPV의 정식 이름은 '휴먼파필로마 바이러스(Human Papilloma Virus, HPV)'이며, 이것은 콘돔을 껴도 감염될 수 있어서 더 주의해야 합니다. 콘돔 재질(라텍스)

의 입자보다 인유두종 바이러스 입자가 더 작아서 통과할 수 있기 때문이지요.

또한 인유두종 바이러스는 구강암과도 관련 있다고 보고되었습니다. 2010년 할리우드 배우 "마이클 더글라스"가 구강암을 진단받았는데 아내와의 구강성교로 인한 인유두종 바이러스 감염 때문이라고 밝혀졌습니다. 구강성교가 구강암의 유일한 감염 원인은 아니지만, 위험 가능성이 있음을 알 수 있습니다.

이 바이러스가 자궁 경부암과 무슨 관계가 있는지 자세히 살펴볼까요? 여성의 자궁은 크게 둘로 나뉩니다. 자궁의 약 4분의 3을 차지하는 몸 부분(체부)과 질로 연결되는 목 부분(경부)이지요. 이 자궁의 목 부분인 자궁 경부에 발생하는 암이 자궁 경부암입니다.

원인으로는 바이러스 감염, 특히 인유두종 바이러스(HPV), 인간 면역 결핍 바이러스(HIV), 헤르페스 바이러스(Herpes) 등이 알려졌답니다. 그런데 이 중에서 인유두종 바이러스가 가장 위험합니다. 일찍 성관계를 시작할수록, 여러 명과 성관계를 할수록 위험성이 커집니다.

그러므로 인유두종 바이러스를 예방하기 위한 접종은 반드시 해야 합니다. 우리나라에서 만 12세는 6개월 간격으로 2회 인유두종 바이러스 예방 접종을 무료로 할 수 있습니다. 이 시기를 놓치면 개인적으로 돈을 지불하고 접종해야 합니다. 게다가 백신 접종 횟수도 3회로 늘어납니다. 인유두종 바이러스 예방 접종은 만 45세 여성까지 권장하고 있으니 조금 늦더라도 꼭 맞기를 바랍니다.

단 남성 청소년은 무료 접종 대상자에 해당되지 않는다는 점이 안

타깝습니다. 성관계는 여성 혼자 하는 것이 아니니까, 남성들도 예방 접종을 하는 것이 당연히 좋거든요. 일부 선진국에서는 남성 청소년에게도 예방 접종을 지원하는 점을 볼 때 아쉬운 부분입니다.

그런데 '남자가 자궁 경부암 예방 주사라니?'하고 의아해하는 분들이 있을 것 같네요. 저도 그랬으니까요! 사실 조금만 깊게 생각해 보면 당연합니다. 인유두종 바이러스에 감염된 남성과 성관계를 한 여성도 감염되니까요. 게다가 이 주사로 남성에게 생길 수 있는 생식기 사마귀, 항문암, 음경암 등도 예방할 수 있으니 당연히 예방 접종을 하면 좋습니다.

하지만 아직 우리나라는 성병에 대한 예방 접종의 필요성을 크게 느끼지 못하는 것 같습니다. 청소년들은 자신과 상대방의 건강을 위해 당연히 예방 접종을 해야 한다고 생각했으면 좋겠네요. 그렇다면, 어떻게 하면 인유두종 바이러스 감염을 예방할 수 있을까요?

첫째, 성관계를 갖는 상대방의 수가 적어야 합니다. 여러 명과 성관계를 하면 할수록 인유두종 바이러스에 노출될 위험이 올라가기 때문이지요.

둘째, 구강성교를 할 때 잇몸이나 점막에 염증이나 상처가 없어야 합니다. 잇몸병이 있는 경우 성기의 바이러스가 잇몸 질환이 있는 환부에 옮겨 구강암의 원인이 될 수 있습니다.

셋째, 인유두종 바이러스 백신을 맞는 것입니다. 자궁 경부암을 예방 하기 위해 9~26세 여성이 많이 접종하지만, 최근에는 남성도 백신을 맞는 경우가 늘고 있습니다.

넷째, 콘돔을 사용하는 것입니다.

많은 사람이 공포에 떠는 에이즈보다 사실 인유두종 바이러스가 더 흔한 질병입니다. 그러니 '자궁 경부암 백신'이라고 불리는 이 인유두종 바이러스 백신을 성별 나이에 상관없이 모두 맞는 것이 좋습니다.

생각 토크

"내 몸의 꽃을 지켜 주세요."

영화 〈에비타(Evita, 1996)〉의 주인공, '마리아 에바 두아르테'는 나이트클럽의 댄서로 시작해서 라디오 성우를 거치며 영화배우라는 꿈을 키워 갑니다. 1944년, 그녀는 지진으로 인한 난민 구제 모금 기관에서 노동부 장관인 '후안 페론'을 만나고 서로 사랑하게 되지요. 1945년 9월 17일 민중 혁명으로 후안 페론이 대통령에 추대되자 에바는 아르헨티나의 '퍼스트레이디'가 됩니다.

하지만 기쁨도 잠시 그녀는 33세의 젊은 나이에 세상을 떠나고 말지요. 그녀가 자궁 경부암에 걸렸기 때문입니다. 1950년대만 해도 치료를 못해 죽음에 이르렀던 이 암을 이제는 충분히 예방할 수 있습니다. 내 몸의 꽃 자궁을 위해 꼭 예방 접종을 하도록 해요.

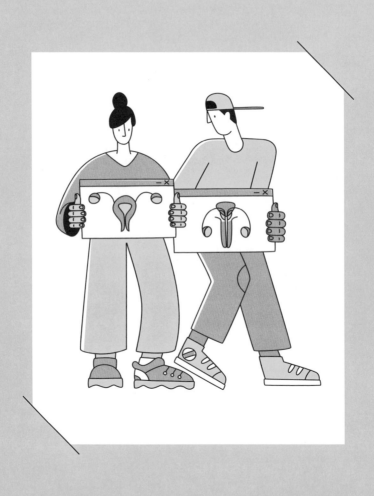

GENDER

나의 성과
세상의 성은
연결되어 있으니까요!

chapter

사랑이 너무 어렵다면?
사랑 또한 관계로서
바라봐야 해요!

사랑이란 이름의 성숙한 관계 맺기

좋아하는 마음을
어떻게 해야 할지 모르겠어요

"저는 우리 반 ○○를 좋아하는데요. 고백해도 될까요?"

"그 친구랑 단둘이 있고 싶어요. 어떻게 해야 할지 모르겠어요."

"나만 봐주면 좋겠어요. 저도 이런 생각 좀 이상한 거 아는데 자꾸 그런 맘이 들어요."

발그레해진 볼과 어쩔 줄 모르겠다는 눈빛에는 처음 느껴 본 이성을 향한 강한 끌림과 열정이 가득 담겨 있습니다. 십 대, 풋풋하고 어여쁜 나이에 사랑이란 감수성 역시 꽃피워집니다. 뭣도 모르고 남자 친구, 여자 친구라 부르며 사귀던 어린 시절과는 또 다른 느낌입니다. 2차 성징을 거치고 성적 주체로서 자신은 이제 어른이 된 것 같은 기분도 들지요. 지금 느끼는 사랑이 마치 어른들의 이성 교제처럼 좀 더 성숙된 모습임을 스스로도 느낄 거예요. 하지만 사랑이란 관계는 어느 관계보다 어렵고 난해하기만 합니다.

사랑이란 인간의 가장 순수하고 아름다운 감정입니다. 누군가를 좋아하는 마음은 삶을 즐겁게 합니다. 또한 건강한 이성 교제는 삶을 윤택하게 만들어 주기도 하지요.

하지만 그건 아시나요? 사랑은 자신의 감정을 바탕으로 합니다. 그렇기 때문에 자신을 사랑해야 다른 사람도 사랑할 수 있습니다. 이성 친구와 즐거운 교제를 하기 위해서는 먼저 자기 자신을 좋아하고, 아끼는 마음이 있어야 합니다.

만일 자기 자신을 아끼지 못한다면 어떻게 될까요? 등굣길에 마음에 드는 친구가 있고, 어쩌면 그 친구 역시 나를 좋아할지도 모릅니다. 하지만, 자신을 좋아하는 마음이 없다면 이 관계는 맺어지지 못할 확률이 높습니다. 나도 좋아하지 않는 나를 어떻게 상대 친구에게 당당하게 선보일 수 있겠어요? 설령 말이라도 붙여 본다 해도 관계 맺기가 수월하지 않을 겁니다.

'내가 못나 보이면 어쩌지?'
'나를 좋아하는 게 진짜가 아닐지 몰라.'
'나보다 더 근사한 친구가 있다면 금방 나를 떠나겠지?'

이런 마음에 휩싸이기도 쉽고요. 이렇게 되면 사랑이란 감정은 '기쁨'이 아니라 '고통'이 될지도 모릅니다. 이토록 순수하고 아름다운 감정이 고통이 되다니요. 그런 일만은 피해야겠죠?

그러니까 누군가를 좋아하는 마음으로 행복해지려면 먼저 나부터 좋아해야 한답니다.

고백? 상처받을까 두려워 머뭇댈 수밖에 없는

"내 고백을 받아줄 리 없어요."

"싫다면 어떻게 하죠?"

"편지로 고백을 했는데, 답장이 없어요. 당연히 거절이겠죠."

많은 친구가 고백 앞에서 주저하고 고민합니다. 과연 상대방이 내 고백을 받아 줄까? 싫다고 말하면 어떡하지? 걱정이 태산처럼 쌓이다 끝내 고백하지 못하고 마는 친구들도 있어요.

이런 친구들에 대해 '어차피 이루어지지 않을 바에야 고백이라도 하지 왜 고백조차 못하는 거야?'라며 한심해 하는 사람들도 있을 거예요. 하지만 쉽게 말할 이야기는 아니랍니다. 누구나 그럴 수 있기 때문이에요.

자기 자신에 대한 확신이 부족하면 거절에 대한 두려움이 커져서 고백을 쉽게 못합니다. 그리고 자기 자신에 대한 확신은 누구나 부족해질 수 있어요.

성격이 적극적이고 자신감이 넘치는 사람도 언제나 늘 자신감이 차 있는 건 아니에요. 기운이 빠지거나 유독 자신이 못미덥고 힘 빠지는 시기가 있지요. 그런 시기를 겪고 있다면 아무리 매력적인 사람이라고 해도 쉽게 고백하기 힘들 거예요. 거절당한다면 그만큼 상처를 받을 가능성도 크고요. 거절의 이유를 마치 자기 잘못처럼 생각할 수도 있지요. 그 사람의 마음 상태, 여건, 이성관 등 다양한 이유로 거절할 수 있는데도 말이에요.

고백을 주저하고 있는 지금, 자신을 돌이켜보고 자신감을 갖도록 독려해 보세요. '뭐 어때? 해 보는 게 더 낫지! 누구나 거절은 할 수 있어!' 식으로요. 유독 자기 확신이 없는 편이라면 일부러라도 자신을 믿으려고 노력해 보세요.

"넌 충분히 멋져."

"이 고백이 거절당해도 너를 매력적으로 보는 누군가가 또 나타날 거야."

고백 앞에 움츠러들지 않고 당당하게 자신의 마음을 전한다면, 당연히 이성 관계가 잘 이루어질 가능성도 커지겠지요. 관계는 내 마음을 잘 표현해야만 발전할 수 있기 때문이에요. 마음을 아무리 키워 봤자 표현하지 않으면 상대방은 알 수 없거든요. 그러니 용기를 내어 고백해 보아요.

상대방이 고백을 거절할 수도 있어요. 그러니 상대가 거절했을 때 그것을 받아들일 수 있는 마음의 준비도 필요합니다. 고백하는 것은 나의 선택이지만 거절하는 것은 상대방의 선택입니다. 나의 의사를 존중받고 싶다면 상대방이 어떤 선택을 하든지 상대방의 의사도 존중해야 한답니다.

내 고백을 상대방에게 강요해서도 안 되고, 왜 나는 아닌지 말해 달라고 요구하는 것도 상대방을 난처하게 만들 수 있어요. 하지만 그 거절을 있는 그대로 존중하고 받아들인다면, 좋은 친구로서 인간관계를 맺어 나갈 수 있답니다.

많은 친구가 오해를 하는데, 거절당하는 것은 부끄러운 경험이 절대 아니에요. '사랑'이라는 감정은 다르게 느껴질 수도 있지만, 이성 교제도 인간관계 속에 있어요. 인간관계는 어느 한쪽이 일방적으로 맺을 수 없답니다. 당연히 쌍방이 원해야 가능해지죠. 한쪽이 원하지 않는 경우는 무수히도 많아요. 그러니 나만 거절당했다고 의기소침할 필요는 없어요.

인간은 기본적으로 애정이 필요해요. 좋은 이성 관계는 그런 의미에서 큰 안정감을 주죠. 좋은 이성 관계를 위해서는 자신과 상대방을 잘 이해하는 것이 무척이나 중요해요. 먼저 나부터 좋은 사람이 되도록 노력하고, 상대에게 예의를 지킨다면 좋은 이성 교제를 해 나갈 수 있을 거예요.

좋은 인간관계를 맺으려면 어떻게 해야 하나요?

좋아하는 사람과의 관계에서도 인간관계의 기본적인 예의를 지켜야 한답니다. 아래의 인간관계의 기본 요건에 대해서 생각해 보고 무엇을 더하면 좋을지 의견을 나누어 봅시다.

첫째, 자신이 먼저 좋은 친구가 됩니다.
둘째, 칭찬이나 격려를 통해 서로 긍정적인 감정을 표현합니다.
셋째, 친구의 장점이나 부러운 점을 솔직하게 이야기합니다.
넷째, 친한 친구 사이일수록 예의를 지킵니다.
다섯째, 기쁜 일은 함께 기뻐해 주고, 슬픈 일은 함께 슬퍼해 줍니다.

사랑하는 사람은 그 누구보다 특별한 관계여야 하잖아요

"상대방에게 자꾸 집착하게 돼요. 너무 힘들어요."

이 고민은 한 중학생이 털어놓은 고민이었어요. 사춘기는 자기 자신에 대한 질문과 고민으로도 힘겨운 시기이지요. 나는 누구인지, 무엇을 좋아하는지도 잘 모르겠고, 감정에 대해서도 미숙하고 관계 맺기도 서툰 때입니다. 이러한 때 사랑은 더 말할 것도 없이 어렵고 거대하게 다가옵니다. 사랑을 느끼는 상대방은 세상에 유일무이한 존재 같고, 어떨 때는 나 자신보다도 압도적으로 느껴지기도 합니다.

그런 상대방에게 느끼는 감정은 평상시 나라면 예상하기 힘든 설렘, 기쁨, 불안, 슬픔, 분노 등으로 물들곤 합니다. 너무 좋아하는 나머지 온종일 그 사람만 생각하고, 이런 내 마음을 상대방도 알아줄 거라고 기대하기도 하지요.

하지만, 조금만 그 거대한 감정의 시간을 빠져나오면 알게 될 거예요. 그 감정은 상대방에게 그렇게 크게 가닿지 않았을 수도 있고, 상대방 역시 유일무이한 존재가 아닐 수 있다는 것을요. 지금은 상대방이 없으면 죽을 것 같지만, 그런 시간이 조금 흐르면 견딜 만해진다는 것을요.

또 시간이 더 흘러 관계 맺기에 성숙해진다면 알게 될 거예요. 상대방을 좋아하면서도 원하는 것을 다 들어주지 못할 때가 많다는 것을 말이지요. 서로 사랑한다고 해서 내 모든 것을 상대에게 주거나, 상대방을 독차지할 수는 없다는 것 역시 말이에요.

"사랑은 적당히 거리를 두는 것이라고 합니다."

흔히 사람 사이의 관계는 고슴도치와 비유하기도 합니다. 너무 가까이 가면 날카로운 털에 찔려 상처를 입고 너무 멀리하면 관계가 약해지고 말지요. 그래서 적당한 거리를 유지하는 것이 필요합니다. 서로 상처 주지 않고, 관계도 멀어지지 않는 적당한 거리 말이에요.

이성 친구와의 관계 역시 마찬가지입니다. 좋아하는 마음, 아껴 주고 싶은 마음이 너무 커지면 상대방을 지치게 하거나 상처를 줄 수도 있습니다. 그렇다고 상처 주는 것이 두려워 멀어진다면 사랑하는 마음 역시 약해지지요.

그렇기 때문에 많은 대화를 나누며 적당한 거리를 찾는 것이 필요합니다. 어느 정도까지 다가서면 좋을지, 어느 정도까지 다가와 주면 좋을지 이야기하는 것이지요.

그리고 스스로 자신과 마주해 봅니다. 지금 내가 사랑하는 친구를 얼마나 존중하고 있는지 살펴보세요. 이성 친구를 좋아하는 감정이 커지면 집착으로 변할 수도 있어요. 집착은 상대방의 의사 따위는 상관없이 내 마음에만 치중한 것입니다. 내 마음이 소중하듯이, 상대방의 마음 역시 소중하다는 걸 잊지 마세요.

모든 인간관계는 믿음에서 시작합니다. 이성 관계 역시 신뢰가 있어야 돈독한 관계로 발전하게 된답니다. 이러한 믿음에는 늘 존중하는 마음이 깔려 있어야 합니다.

이성 관계에도 매너는 필요하니까!

우리가 주로 접하는 웹툰이나 드라마에서 이성 관계는 아직도 남자가 주도하는 모습으로 그려집니다. 남자가 먼저 고백하고, 남자가 먼저 선물을 하고, 남자가 먼저 데이트 비용을 내는 식으로 말이에요. 그러다 보니 학생들의 이성 교제 역시 미디어를 따라 하는 경우가 많아요. 마치 이런 것이 이성 관계의 매너인 것처럼 이야기하지요.

하지만 이성 교제는 두 사람이 동등하게 대하는 관계이고, 순서가 정해져 있지 않아요. 직접 돈을 벌기 어려운 청소년에게 선물이나 데이트 비용도 무척 부담되는 사안이고요. 교제는 한쪽이 다른 한쪽에게 해 주는 것이 아니라, 같이 하는 것입니다. '남자니까' 혹은 '여자니까' 이래야 한다는 기준을 서로에게 강요해서는 안 된답니다. 서로 생각이 다른 부분이 있을 수도 있고, 이에 대해서는 두 사람이 의견을 나누는 것이 중요해요. 어느 한쪽이 다른 한쪽에 일방적으로 맞추는 것은 관계를 힘들게 만든답니다.

하지만, 이성 관계에도 매너가 필요하기는 해요. 지금 사귀는 사람이 있다면 다음 부분을 한번 확인해 보세요.

첫째, 서로의 특성과 결점을 이해하고 있는지?

둘째, 귀가 시간 등 약속을 정하고, 기본예절을 잘 지키는지?

셋째, 이성 친구의 초대를 받을 때는 부모님의 동의를 얻었는지?

넷째, 이성 친구와의 스킨십 등 개인적인 문제를 자랑삼아 소문내지 않는지?

다섯째, 자신의 일방적인 생각을 강요하거나 상대방을 구속하지 않는지?

여섯째, 자신의 의사를 분명히 표현하고 서로 의사를 존중하고 배려하는지?

위 내용은 이성 교제를 하면서 항상 의식해야 하는 기본 매너입니다. 이성 교제는 이성 친구와 긴밀한 관계를 맺는 것이니만큼 상대에 대한 존중과 배려가 있어야 하니까요. 수시로 점검하도록 해요.

많은 친구가 이성 교제를 하면서 서로 싸우는 것에 대해 고민합니다. 그런데요. 사귀면서 싸우는 건 당연한 거랍니다. 모든 부분에서 생각이 일치하는 사람을 만나기는 거의 불가능에 가까워요. 그리고 싸우는 것을 마냥 나쁘게만 생각해서도 안 돼요. 서로 생각이 달라 의견 차이가 있는 건 우리가 살면서 언제든 겪을 수 있는 일이거든요.

다만, 싸움에도 요령이 필요합니다. 상대방에게 상처 주기 위해 싸우는 거라면 절대 말리고 싶어요. 다툼의 목적은 서로에게 상처 주는 것이 아니라 함께 겪고 있는 문제를 효과적으로 풀기 위함에 있기 때문이에요.

화가 나는 부분에 대해 서로 진지한 태도로 털어놓는다면, 그리고 상대방의 의견을 마냥 싫다는 자세로 듣지 않는다면 얼마든지 더 좋은 방향으로 해결할 수 있을 것입니다. 상대방을 더 잘 이해하는 계기로 삼는다면 싸움 역시 좋은 의미가 됩니다. 하지만 상처 주기 위한 싸움을 한다면, 누군가 결국 헤어지자고 말할 것입니다.

'고슴도치 이론'을 아시나요?

'고슴도치 이론'은 독일의 철학자 쇼펜하우어의 우화에서 유래했습니다. 어느 추운 겨울날 고슴도치는 얼어 죽지 않으려고 서로에게 다가갑니다. 서로의 온기를 나누기 위해서였죠.

하지만 고슴도치 몸에 돋아난 날카로운 가시 때문에 서로를 찌르게 됩니다. 그래서 그들은 떨어져야 했습니다.

추위는 고슴도치들을 다시 모이게 하였고, 다시 같은 일이 반복되기 시작하였습니다. 수많은 모임과 헤어짐을 반복한 고슴도치들은 적당한 거리를 유지해야 서로 공존할 수 있음을 알게 됩니다. 가시 없는 사람은 없습니다. 내가 가진 가시 때문에 상대방이 상처받고 아파할 수 있습니다. 인간관계에서 적당한 거리 두기가 필요한 이유입니다.

연애할 때 데이트 비용은 누가 내야 할까요?

"남자가 데이트 비용을 다 내야 하나요?"

성교육 수업의 설문 조사 결과, 꽤 많은 남학생이 데이트 비용을 고민하고 있었습니다. 데이트를 하면 사실 돈을 쓸 일이 많이 생깁니다. 영화 보기, 게임 하기, 놀이공원 가기, 밥값, 커피값 등 만날 때마다 족족 돈을 쓰지요. 만나지 않더라도 전화 요금도 많이 나옵니다. 이성 친구와 즐거운 시간을 보내기 위해 써야 하는 돈이라 쉽게 불만을 내비치기도 뭐합니다. 하지만 직접 돈을 벌어 쓰기 어려운 학생 입장에서 꽤 현실적인 고민이지요.

남학생이나 여학생이나 부모님께 용돈을 받아서 쓰는 것은 마찬가지일 텐데, 남학생들이 데이트 비용에 대한 부담감을 훨씬 더 크게 받습니다. 성평등 교육을 받았음에도 여전히 먼저 데이트 비용을 척척 내는 모습이 남자답다고 생각하는 경우가 많거든요.

사실 데이트 비용 고민은 십 대 여러분만 하는 건 아니랍니다. 어른들도 비슷한 고민을 하고 있어요. 한 시장 조사 기업이 연애 경험이 있는 성인 남녀 1,000명을 대상으로 설문 조사를 실시했습니다. 그 결과 응답자의 77%가 데이트 비용 때문에 결별할 수도 있다는 것에 공감했습니다. 응답자 다수가 데이트 비용이 부담되어 데이트를 미루거나, 갈등을 빚은 적이 있다고 답했지요. 어른들도 이런 고민을 하는데 십 대 여러분은 더욱 부담이 크겠지요.

십 대, 어른 할 것 없이 이런 고민을 하는 이유는, 예전과 달리 데이트 비용이 꽤 많아졌다는 점이 큽니다. 과거보다 훨씬 소비가 만연해졌고, 다양한 서비스가 늘어났기 때문입니다. 그래서 돈이 없어서 연애를 쉰다고 말하는 청년들에 대한 기사들이 나오기도 하지요. 어쩐지 돈에 대해 이야기하는 것은 구질구질한 것 같고, 뭔가 내가 부족해 보이는 것 같다는 인상 때문에 쉽게 말을 꺼내지도 못하고 헤어지는 경우들도 있고요. 마치 연애의 선결 조건이 '돈'이 되어 버린 것 같아 안타까운 마음이 듭니다.

하지만 좋아하는 상대와 교제를 하는 데 '돈'이 그 관계를 좌우하도록 놔둬도 괜찮을까요? 무엇보다 중요한 건 좋아하는 사람과 좋은 관계를 맺는 것입니다. 그러니 데이트 비용에 대해서도 마냥 모른 척하기보다는 두 사람이 함께 현명하게 해결하려는 자세가 필요합니다.

돈으로 비교하려고 연애하는 건 아니잖아요

"내 친구는 남친이 백화점에서 선물 사 줬대."
"걔네 커플은 놀이동산에 놀러 갔대. 대박 부럽더라."

이런 말들은 마치 상대에게 '너는 그만큼 못해 주고 있다'는 메시지를 교묘하게 돌려 말하는 것과 같습니다. 반대로 생각해 보세요. 사귀는 사람이 나에게 이렇게 비교하는 이야기를 한다면, 기분이 어떨까요? 이성 친구를 위해 용돈을 모아 좋은 이벤트를 하려고 마음먹고 있었더라도 뭔가 허무해지는 기분이 들지 않을까요? 내 이벤트는 이성 친구가 말한 그 친구의 데이트에 비해 보잘것없으니 좋아하지 않을 거라고 생각하게 될지도 몰라요.

부러운 마음에 한 말이 이성 친구에게는 그것을 요구하는 것처럼 들릴 수 있어요. 이런 부분에 대해 조심하는 것 역시 이성 교제에서 지켜야 할 매너입니다. 이성 친구는 물론이고 모든 인간관계에서 경제적인 것으로 사람을 비교해서는 안 되지요.

또한 데이트 비용을 누가 내는지, 혹은 누가 더 많이 내는지에 따라 이성 친구와의 관계도 저울질하게 될 수 있습니다. 두 사람이 동등한 위치에서 사귀어야 하는데도 데이트 비용을 주로 내는 사람이 관계를 주도하고, 받는 입장이 따라가게 되는 경우가 생각보다 흔하답니다. 심지어는 돈을 내는 사람의 요구를 거부하지 못해서 원치 않는 성적 접촉까지 응하게 되는 사례도 있어요. 하지만, 데이트 비용에 따라 관계의 영향력을 나눈다면 그게 정상적인 이성 교제 관계일까요? 돈을 더 냈다고 해서 상대방에게 무언가 요구할 수 없고, 돈을 내지 않았다고 해서 원치 않는 요구를 들어줄 필요도 없어요. 당연히 성적 접촉 역시 거부할 권리가 언제나 있고요.

우리는 살면서 돈으로 관계를 왜곡하려 드는 경우를 많이 접합니다. 이성 관계 역시 그렇게 받아들인다면 그건 두 사람에게 좋지 않은 연애 경험으로 남게 될 거예요.

그렇기 때문에 데이트 비용은 균등하게 내는 편이 좋아요. 더치페이가 당연해진다면 이런 갈등이나 관계의 왜곡이 일어날 일도 없겠지요. 하지만, 내 여건상 혹은 상대의 경제적 여건상 매번 더치페이하기가 힘들다면, 두 사람이 대화하여 합의점을 찾는 것이 좋습니다. 어느 한쪽이 부담을 느낄 때까지 데이트 비용에 대해 모른 척하는 것은 문제를 키우게 될 수도 있어요. 데이트 비용이 부담된다면 데이트를 소소하게 즐기는 방법을 찾아보는 것이 좋겠지요.

"더치페이하자."

이 말이 자연스럽게 나오는 관계였으면 좋겠네요. 함께 데이트를 하는데 당연히 함께 비용을 내야 하지요. 아니면 밥은 남자 친구가, 그 이후 활동은 여자 친구가, 이런 식으로 부담을 나누려는 노력을 기울여야 되지 않을까요? 혹은 경제적 여유가 조금이라도 있는 사람이 더 내는 것, 그것이 형평성에 맞지 않을까요?

또한 연애를 할 때는 금전적인 비용 외에도 시간적, 정신적 노력도 못지않게 중요하며, 꼭 필요합니다. 모든 것을 금액으로만 환산한다면 이런 노력은 값어치가 없게 느껴질 수도 있어요. 이성 친구와 평등한 관계, 좋은 관계를 원한다면 그러한 노력도 인정해 주고 소중히 대하는 자세가 필요하답니다.

생각 토크

그런 데이트를 하려면 공부 말고 아르바이트를 해야 해요.

한 연예인이 인터뷰에서 "데이트 비용을 어디에서 충당했나요?"라는 질문을 받았어요. 그랬더니 그 연예인은 "저는 중학교 2학년 때부터 아르바이트 했어요. 용돈을 벌어 썼기 때문에 돈의 소중함을 일찌감치 알았죠. 요즘 학생들도 패밀리 레스토랑보다는 분식집을 찾으면서 그 나이 또래에 느낄 수 있는 추억들을 많이 만들었으면 좋겠어요."라고 조언했어요.

지금 여러분에게 더 중요한 것이 무엇인지 생각해 보면 어떨까요? 도서관 가기, 공원 산책, 한강 나들이 등 찾아보면 별다른 비용 없이 데이트할 수 있는 방법들이 꽤 있어요. 부담스러운 비싼 데이트 말고 두 사람이 함께 저렴한 비용으로 데이트할 수 있는 슬기로운 데이트 방법을 찾길 바라요.

너무 자주 싸워요.
안 싸우는 방법 없을까요?

　이러지 말아야지 하면서도 또 얼굴을 보니 화가 치솟습니다. 한창 화를 퍼붓고 나서 돌아서니 또 내가 왜 그랬지 하며 후회합니다. 너무 후회스러워서 마구 땅을 파고 들어가고 싶고 과거를 돌이키고만 싶어집니다. 할 수만 있다면 절대 싸우지 않겠다고 다짐하지요. 그런데 그런 상황이 또 닥치면? 거짓말처럼 또 싸우는 자신을 발견하고 말지요.

　비단 십 대 여러분만 해당하는 이야기는 아닙니다. 괜히 연애가 어렵다는 사람들이 있는 게 아니니까요. 좋아하고, 잘해 주고 싶고, 그만큼 또 사랑받고 싶다는 마음에는 아주 다양한 욕구가 자리합니다. 자신의 기질하고도 큰 관련이 있고요.

　그런데 십 대 여러분은 더욱 이런 일들이 많을 거예요. 십 대 때는 유독 감정 변화가 심해서 때로는 자기감정도 알기 힘들거든요. 또한 이성에게 바라는 점도 자주 바뀌고, 내가 좋아했던 감정도 변하기 쉬워요.

그래서 이성 친구와 싸움도 자주 하게 되지요. 대부분의 경우 사소한 것으로 싸웁니다. 그냥 편하다는 이유로 또는 내 자존심을 건드렸다는 이유로, 말투가 서운해서 등등 다양한 이유로 기분이 상하고, 싸우고는 합니다.

사실 사귀는 사이에 싸우지 않을 도리는 없습니다. 하지만, 자꾸만 비슷한 싸움이 반복된다면, 혹은 너무 자주 싸운다면 괜스레 싸우는 상황은 아닐 거예요. 분명한 원인이 있을 거랍니다. 그것은 두 사람이 당면한 문제 상황일 수가 있고, 감정이나 기질에 관한 부분일 수도 있어요. 여러 번 되풀이되었다는 것은 그것이 상대방의 감정에 분명한 영향을 끼치고 있다는 뜻이에요. 그러니, 이에 관해서 꼭 대화를 해서 해결 방법을 찾아야 해요.

또한 싸움을 이기고 지는 승부로 생각해서는 안 돼요. 잘못한 게 분명한데 그것을 인정하기 싫어서 우기는 것은 현명한 처사가 아니에요. 잘못을 인정하기 싫어서 관계를 깨버려서는 안 되잖아요?

때로는 화를 가라앉히고 생각하는 시간도 필요해요. 화가 난 직후에는 감정 때문에 상황을 제대로 보지 못할 수 있거든요. 미운 감정을 가라앉히고 내가 잘못한 부분은 뭔지 객관적으로 생각해 보는 것이 좋아요. 그런 다음에는 차분하게 대화를 해야겠지요. 때로는 감정이 잘 다스려지지 않아 힘들 수도 있어요. 그럴 때는 편지를 써 보는 것도 방법이에요. 좀 더 마음을 잘 전달할 수 있는 방법으로 소통해 보세요.

싸울 때도 지켜야 할 것들이 있어요

싸움이나 냉전 관계를 빨리 풀고 싶은 마음에 상대방에게 내 감정을 털어놓고 이것을 받아들여 달라고 요구하는 친구들도 있어요. 하지만 감정은 일방적으로 요구한다고 해서 받아들여지는 것이 아니에요. 내 감정도 내가 잘 다스리지 못하는데, 하물며 상대방에게 감정을 풀거나 잘 받아들이라고 하는 건 허황된 요구이겠지요.

때로는 싸움으로 인해 내가 감내해야 할 것들도 있을 거예요. 상대가 내 마음을 몰라주는 것에 대한 서운함도 있을 거고요. 이런 것들을 잘 받아들이도록 내 마음을 다독이는 것 역시 성숙한 이성 교제에 필요한 부분이랍니다.

"대화에도 기술이 필요해요"

흔히 가까운 사이일수록 예절을 잘 지켜야 한다고 말합니다. 이것은 이성 친구 사이에도 해당하는 이야기예요. 싸울 때도, 또 화해할 때도 대화 예절이 필요합니다. 다음은 문제 해결에 전혀 도움 되지 않고 상대방에게 상처만 주는 대화의 유형입니다.

첫째, 다른 사람과 비교하는 말. 누구도 비교당하는 건 좋아하지 않아요. 좋은 평가를 받기 위해 사귀는 건 아니니까요.

"내 친구의 남자(여자) 친구들은 말이야.", "네가 잘나서 너랑 만나는 줄 알아?", "너 말고는 남자(여자)가 없는 줄 아니?"

둘째, 대화를 단절시키는 말. 대화로 풀어야 하는데 오히려 끊어내면 절대 풀리지 않겠죠?

"너랑은 말이 안 통해", "말해도 넌 몰라.", "됐어. 너랑 상관없는 일이잖아."

셋째, 모욕적인 말. 싸우는 데도 예의가 필요해요. 이런 말은 상대방의 인성을 의심하게 되지요.

"네 주제에. 너나 잘해.", "넌 그러니까 안 되는 거야.", "어쩜, 넌 그 정도밖에 생각을 못 하니?"

넷째, 쉽고 수시로 하는 이별 선언. 관계에 대한 신뢰를 잃게 하는 말이에요.

"우리는 진작 헤어졌어야 했어.", "헤어지면 되잖아.", "나도 지겹다. 끝내자."

이기기 위해, 상처 주기 위해, 서운해서, 내 맘을 몰라주는 것이 화나서 예의 없게 대한다면 관계에는 금이 갑니다. 그러니 싸울 때일수록, 화가 날수록 한 번 더 생각해 보고 말하는 것이 좋습니다. 화난다고 함부로 생각나는 대로 말하는 건 좋지 않아요. 내가 싫은 것은 남도 싫을 수 있으니까요. 대화를 하다 보면 상대방이 얼마나 노력하고 있는지도 알게 되고, 미처 몰랐던 부분도 알게 됩니다. 자연스럽게 화가 풀려 갈 수 있어요.

나의 진심을 담아서 이야기하고 서로 속상한 마음을 조금이라도 이해하게 되었다면 한 발씩 양보하는 자세도 필요해요. 이성 친구는 이기고 지는 사이가 아니니까요. 결말도 이기는 게 아니겠지요. 함께 좋은 관계를 유지하는 것. 그것을 위해 조금 양보하는 자세도 필요합니다.

또한, "내가 노력하는데 잘 안 되는 거 같아. 내가 어떻게 하면 되는지 좀 더 구체적으로 말해 줄 수 있어?"와 같이 문제를 적극적으로 풀려는 의지를 보인다면 상대방도 진심을 알게 될 거예요.

싸우다가 감정에 휩싸여 소리 지르거나 무턱대고 화를 퍼붓는 것만은 피해야 해요. 만일 화가 난 나머지 폭언을 퍼붓거나 폭력을 쓴다면 그 관계는 돌이킬 수 없는 지경이 됩니다. 누구도 폭력을 행사한 것에 변명을 댈 수는 없어요. 너무 좋아서, 순간 이성을 잃어서, 오죽 속상하면 등등 어떤 변명을 늘어놓더라도 폭력에 정당한 이유가 될 수 없어요. 폭력 그 자체로 이미 상대방을 존중하지 않고 관계의 파국을 선언한 것과 마찬가지입니다.

행여나 상대가 철저히 반성한다고 애원하더라도 절대 폭력을 용납해서는 안 된답니다. 싸우더라도 지켜야 할 선이 있는 법이니까요. 그것은 상대를 향한 존중입니다. 이 선을 함부로 짓밟는다면 이성 친구의 자격은 없다고 봐야 합니다.

나에게 사랑은 어떤 것일까요?

사랑을 정의하는 말들은 정말 아름답기 그지없습니다. 이 가운데 가장 내 마음에 와닿는 말은 무엇일까요? 한번 생각해 보아요.

- 사랑의 첫 번째 의무는 상대방에 귀 기울이는 것이다.(폴 틸리히)
- 단지 누구를 사랑한다고 해서 무조건 감싸야 한다는 뜻은 아니다. 사랑은 상처를 덮는 붕대가 아니다.(휴 엘리어트)
- 사랑은 모두가 기대하는 것이다. 사랑은 진정 싸우고, 용기를 내고 모든 것을 걸 만하다.(에리카 종)
- 사랑을 두려워하는 것은 삶을 두려워하는 것과 같다.(버트런트 러셀)
- 사랑은 무엇보다 자신을 위한 선물이다.(장 아누이)

사랑하는 마음을
자주 표현하는 게 뭐가 나빠요?

"공공장소에서 스킨십은 어디까지 가능할까요?"

이 질문에 청소년들은 어떤 대답을 했을까요? 가장 많은 대답으로는 남녀 모두 "가볍게 뽀뽀까지"였습니다. 이 답변으로 청소년들이 공공장소에서 스킨십에 대해 어느 정도 선까지 허용하는지 어렴풋이 알 수 있지요.

거리를 걷다 보면 우리는 길거리에서 교복 차림으로 포옹하는 모습을 종종 보게 됩니다. 어른들은 교복 차림인 상태에서 스킨십하는 모습이 어쩐지 불편하게 느껴집니다. 학생 신분에 대한 고정 관념 때문이겠지요? '학생은 공부해야지.' 하는 생각으로 보게 되는 겁니다. 하지만 학생 역시 한 명의 사람이기에 자신의 감정을 표현하고 원하는 친구와 교제하는 건 크게 잘못된 일이 아닙니다.

하지만 여기서 한 가지 걸리는 것이 있답니다. 바로 거리는 공공장소라는 것입니다. 나 혼자만 쓰는 사적 영역이 아니라는 거지요. 외국과 달리 우리나라에는 공공장소에서 지나치게 스킨십을 하는 것을 부정적으로 보는 시선들이 많습니다. 자신의 감정과 스킨십을 표현하는 건 좋으나 그걸 왜 옆 사람이 보게 되는 장소에서 하냐는 생각에서지요. 이런 생각이 과연 어른들의 유연하지 못하고 딱딱한 사고방식이라고 치부할 수 있을까요?

여름철 한강 공원에는 텐트의 가림막을 닫지 말라는 현수막이 걸려 있기도 했답니다. 공원은 어른들, 학생들은 물론 아이들도 놀러 올 수 있는 공공장소인데, 그곳에 텐트를 치고 가림막을 닫은 채 애정 행위를 하는 커플들이 너무 많았기에 내린 조치였지요.

아직 이성 교제에 대해 잘 모르는 아이들은 물론이고, 성인들도 커플들의 애정 행각을 보고 있으면 불편한 기분이 들어 그 장소에 머무르면 안 될 것 같은 기분이 듭니다. 모든 사람이 함께 이용하는 공공장소에서 그런 기분이 들게 만드는 것은 다시 생각해 봐야 할 문제이지 않을까요?

표현의 자유 vs 다른 사람에게 피해

"표현의 자유가 있잖아요."

"보는 사람들이 더 이상해요. 남이 뭘 하든 왜 신경 써요?"
"저는 다른 사람들의 시선은 중요하지 않아요."

자, 표현의 자유가 중요하다며 이렇게 말하는 학생들도 있을 거예요. 맞아요. 자신의 감정을 표현할 권리는 매우 중요합니다. 하지만 반대로 생각해 본다면 그것은 남 역시 마찬가지랍니다.

"불쾌해요. 진짜. 가서 그만하라고 말하고 싶어요."
"제가 잘못한 것도 아닌데 부끄러워져요."

만일 스킨십을 하고 있는데 상대방이 와서 이런 말을 한다면 어떤 기분이 들까요? 그때도 상대방 역시 표현의 자유가 있으니 받아들이며 순순히 물러날까요? 아니면 왜 내 스킨십을 할 권리를 방해하느냐며 싸울까요?

여러분이 자랄수록, 또 성인이 되어 세상에 나간다면 더 분명하게 알게 될 것이 있어요. 세상에는 다양한 권리가 있고, 그 권리가 충돌하는 경우도 매우 많다는 거예요. 이러한 때 나만의 권리를 주장한다는 것은 아무도 없는 별에 가서 살겠다는 소리와 같아요.

더군다나 공존의 시대에 외치는 자유는 나 혼자만 누리는 자유가 아니라 모두 함께 누릴 수 있는 자유를 뜻해요. 세상은 나 혼자 살아갈 수 없고, 나의 권리가 중요한 만큼 다른 사람의 권리 역시 중요하니까요.

어떤가요? 앞으로 여러분이 살아가는 세상이 서로 권리를 다투며 살아가는 세상이었으면 좋겠나요? 아니면 서로의 권리를 존중하며 조화롭게 어울리는 방법을 찾아가는 세상이었으면 좋겠나요? 여러분이 어떤 것을 중시하느냐에 따라 앞으로 열리는 세상의 모습은 바뀔 거예요.

공공장소에서의 스킨십을 말하는데 세상의 권리까지 나오니 너무 거창한가요? 하지만 이 스킨십 역시 권리와 아주 긴밀하게 연결되어 있는 주제랍니다. 길거리에서 하는 스킨십이 만일 다른 사람에게 불편한 감정을 일으키고 공공질서를 해친다면 그것은 자신의 감정 표현과 자유의 문제로만 볼 수 없는 영역의 것이 되기 때문이에요.

한번은 학교에서 남자 친구를 안고 있는 여학생을 본 적이 있어요. "학교인데 기본적인 예의를 지키는 게 어떨까?"란 말에 학생은 "제가 뽀뽀를 한 것도 아닌데 이 정도는 괜찮지 않나요?"라고 대답을 했지요. 당사자는 가벼운 스킨십이라고 생각하지만 다른 사람들이 보기에는 그렇지 않은 경우도 많답니다. 다른 사람은 그렇게 생각하지 않을 가능성을 두고 그것을 배려해서 행동한다면 서로 '가벼운 스킨십의 기준'이 달라 난처해지는 상황은 줄어들 거예요.

서로 사랑하는 마음을 표현하는 행동인 스킨십은 중요해요. 하지만 스킨십을 하는 것에도 지켜야 할 예의와 사회적 규약이 있어요. 그것을 생각한다면 사랑하는 마음을 표현할 때 어떤 방식을 택할지 한번 고민해 보게 될 거예요.

또한 스킨십을 할 때 가장 중요한 것은 상대방의 동의입니다. 나는 공공연한 장소에서 포옹까지는 괜찮은 것 같은데 상대방은 그렇지 않을 수도 있어요. 그렇기 때문에 공공장소에서 가벼운 스킨십을 원한다면 이에 대해서 상대방에게 확실하게 말하는 것이 좋습니다.

반대로 만약 내가 불편하다면 "공공장소에서 스킨십은 좀 불편해."라고 확실히 말해야 합니다. 이런 요구를 두고 서운해한다면, 그것은 상대를 존중하는 모습도 아니고, 집단의 구성원으로서 성숙한 모습도 아닙니다. 그러니 상대방이 그런 말을 한다고 해서 절대 미안해할 필요는 없어요.

잊지 마세요. 좋은 연애는 '사회 속 나'와 '자기감정에도 충실한 나' 사이에서 적절한 지점을 찾아가며 상대방과 서로 지지하고 존중하는 관계를 맺는 데서 가능해집니다.

상대방의 마음이 당연히 내 마음과 같다고 생각하고 있나요?

Q 저는 중학교 3학년입니다. 저에게 여자 친구가 생겼습니다. 여자 친구는 같은 학원에 다니는데, 얼굴도 예쁘고 착해서 친구들이 많습니다. 어느 날 아무도 없는 교실에서 여자 친구에게 뽀뽀를 했는데 여자 친구는 친구들이 본 것 같다며 걱정하더라고요. 아무도 없었고 사귀는 사이인데 뭐가 그렇게 문제인지 솔직히 잘 이해되지 않아요.

A 아무리 사귀는 사이이고 공감과 교감을 통해 가깝다고 해도 우리는 이것을 꼭 기억해야 한답니다. 사귀는 상대방은 '타인'이라는 것이지요. 나와 생각이 같은 부분이 많고 비슷한 구석이 많다고 해도 그 사람은 '다른 사람'입니다. 나와 다른 사람이지요.

그러니 스킨십에 대해서도 나와 같은 생각을 할 거라고 봐서는 안 됩니다. 오히려 '나와 생각이 다를 거'라고 전제하는 것이 바람직합니다. 그래야 스킨십에 대해서도 이야기를 나눠야겠다는 생각이 들 테니까요.

스킨십에 대해 충분히 합의하지 않은 상태에서 하는 갑작스러운 스킨십이나 뽀뽀로 상대방이 놀랄 수도 있답니다. 사소한 행동이라도 상대방이 그 스킨십을 받아들일 것인지를 반드시 먼저 확인해 보아야 해요. 나는 사소하다고 생각해도 상대방에게는 사소하지 않을 수 있거든요. 그러니 자신의 일방적인 생각으로 요구하면 안 되고, 이해되지 않는다고 서운하게 여기는 것도 성숙하지 못한 자세랍니다.

잘 이별하는 방법이 없을까요?

"만남이 기쁨이라면 이별은 슬픔이다."

헤어질 때 가장 크게 느끼는 정서는 바로 슬픔일 거예요. 이별은 항상 아픕니다. 하지만 만남에는 언제나 이별이 따르기 마련이지요. 청소년기에 시작된 연애라면 인생이라는 긴 여정에서 볼 때 당연히 이별이 예정되어 있을 거예요. 어쩌면 이 이별은 이번 한 번만 겪는 경험이 아닐지도 몰라요. 십 대 여러분은 성장하는 속도도 빠르지만 생각이 달라지는 속도, 감정이 달라지는 속도도 남다르니까요. 그렇기 때문에 사귀는 사이에 서로 감정이 맞지 않거나 애정이 식는 시기가 다를 수도 있어요.

좋아하는 감정이 항상 똑같이 유지되고, 영원하다면 얼마나 좋을까요? 하지만 상대방의 맘이 항상 내 맘과 똑같지 않기 때문에 어느 한쪽이 일방적으로 이별을 통보하거나 통보받기도 합니다. 이별을 통보받았을 때 큰 충격과 분노와 슬픔을 동시에 겪게 되기도 해요. 서로 좋아했던 감정이 컸던 만큼 이별의 아픔도 클 거예요.

'잘 사귀는 것'만큼 중요한 '잘 헤어짐'에 대해

이별을 떠올리는 것만으로도 몸서리치게 싫고 상대방과 영원한 관계를 약속하고만 싶어지는 마음도 이해해요. 지금 내 옆의 사람이 너무 소중하기에 생기는 당연한 감정입니다. 하지만, 이별이 마냥 나쁜 것만은 아니에요. 이별을 맞게 되면 슬픈 감정에 휩싸입니다. 그리고 그 슬픔은 때로는 내 마음을 키우는 성장통이 됩니다. 이별하지 않았다면 결코 몰랐을 것들을 알게 되기 때문이에요.

이별이라는 것은 한창 좋은 감정만 있을 때 찾아오는 것이 아니에요. 상대방과 맞지 않는 부분, 상처가 되는 말, 상대에게 전달되지 않았던 마음, 교제하기에 여의찮은 상황 등등. 이별이란 다양한 이유로 찾아와요. 그런 과정을 겪으며 우리는 나와 다른 사람과 함께 소통하는 것, 그리고 맞춰 가는 것, 양보할 수 없는 가치를 찾는 것을 몸소 체험합니다.

그리고 상대방에게 상처를 주었던 것을 반성하는 마음, 상처받은 것을 치유하는 힘, 좋은 관계를 위해 견뎌야 하는 것 등을 이별로 인해 알게 됩니다. 슬픔으로 잠식된 마음을 스스로 다독이고 내 마음을 다스리는 방법도 배우게 됩니다.

비록 지금은 헤어지게 되었지만, 앞으로 더 좋은 관계를 맺고 이끌어가는 방법을 배워 나갑니다. 이별을 겪으면서 우리는 성숙한 사람이 되거든요. 어떻게 보면 이별은 또 다른 사랑의 출발점이 되는 거죠.

하루에도 몇 번씩 나의 욕구도 감정도 바뀌고, 상대방이 원하는 것도 달라집니다. 그러다 보면 서로 다른 것을 원할 때도 있지요. 그러다 다른 방향으로 가게 되기를 원하는 때도 오고요. 그러니 이별을 관계의 실패로 바라보기보다는 우리가 걷는 삶의 여정에서 방향이 달라지는 순간으로 바라본다면 어떨까요?

한창 자라나는 십 대 여러분은 외적으로도, 내적으로도 변화가 있는 것이 당연합니다. 내가 좋아하던 것이, 싫어하던 것이, 모양이, 생각이 얼마든지 바뀔 수 있어요. 아무리 좋아하는 사이라도 똑같은 감정적 변화를 겪고, 퍼즐 조각 맞추듯이 서로에게 딱 맞추긴 힘들어요. 함께 같은 생각을 가지고 친하게 어울렸더라도 시간이 지나면서 가치관은 얼마든지 달라질 수 있으니까요.

그렇게 달라지고 관계가 변하는 것을 너무 상처와 관계의 실패로만 바라보지 말아요. 관계의 실패가 아닌 다른 길로 들어선 순간으로 바라봐 주세요. 함께였던 순간의 기쁨과 행복을 잊지 마세요.

그리고 서로 만나고 사귀기 위해 정성을 쏟았던 것처럼, 헤어지는 것도 용기를 내어 진실하게 대해 주세요. 달라진 관계, 감정에 대해 충분히 이야기해 보는 것이 어떨까요. 연애에서 시작보다 헤어짐이 더 중요하다는 말이 있듯이 잘 헤어져야 서로 추억이나 감정들을 잘 간직할 수 있습니다. 나의 감정을 이야기할 때는 항상 용기가 필요합니다. 용기를 내는 것은 쉽지 않지만 용기를 낸다면 상처를 주고받지 않고, 혹은 잘 헤어질 수도 있어요.

이별에도 지켜야 할 예의가 있어요

무언가를 잘하게 되려면 필연적으로 무언가를 서툴게 하는 전 과정이 있어야 합니다. 처음부터 젓가락질을 잘할 수는 없잖아요. 감정도, 사랑도, 이별 역시도 마찬가지예요. 어쩌면 처음 겪어 보는, 혹은 몇 번 안 되는 이별 경험 역시 서툰 것이 당연합니다. 그래도 이별에 지켜야 할 예의를 알고 있다면 마냥 서툴기만 한 이별을 하게 되지는 않을 거예요.

헤어짐에도 지혜가 필요합니다. 서로의 다름을 인정하고, 존중과 배려와 더불어 놓아줌도 중요합니다. 그러기에 헤어짐에도 예절이 있습니다. 헤어짐의 예절을 생각해 봅시다.

첫째, 얼굴을 보고 이야기하는 게 좋아요. 문자로 헤어짐을 통보한다든지, 아무런 말 없이 잠수를 탄다든지 하는 것은 서로 좋은 감정을 주고받은 상대방에 대한 예의가 아닙니다. 물론 헤어짐을 이야기하는 것은 힘들 거예요. 하지만 상대방에게 이야기할 용기를 내는 것도 상대를 존중하는 태도랍니다.

둘째, 불만을 토로하는 장이 아니에요. 이별하는 상황은 아마 서로 불편한 감정이 많은 상태일 거예요. 이러한 때 단점이나 불평불만을 털어놓는 것은 관계를 정리하는 것이 아니라 나쁜 관계로 만들어 버리는 일이 됩니다. 이별을 결심하게 된 이유를 이야기하고, 진실한 마음으로 헤어짐을 이야기해야 합니다. 함께해서 행복했던 순간을 기억하면서 말이에요.

셋째, 상대가 헤어지자고 말했다고 무턱대고 비난하지 말아야 해요. 상대방이 얼마나 진실하게 이별을 이야기하는지 들어 보고, 그에 대한 받아들임 역시 필요해요. 하지만 상대방이 가벼운 마음으로 혹은 습관적으로 이별을 운운한다면 그건 상대방이 어떤 사람인지를 다시 생각해 봐야 할 문제라고 봅니다.

상대방이 이 관계를 내가 생각하는 만큼의 무게로 보지 않았나요? 그렇다면 그것 역시 이 관계의 끝에서 얻게 된 부분이라고 볼 수 있어요. 좋은 연애를 하고 싶다면 나만큼 이 관계를 진실하게 보는 사람과 교제하기를 바랍니다. 어떤 사람과 연애할지는 자신의 선택이에요. 이 경험을 잘 받아들이고 성찰한다면, 앞으로 더 성숙한 연애를 할 수 있을 거예요.

이별이 꼭 나쁜 것만은 아닌 이유

사랑만큼 이별 역시 많은 사람이 경험하고 또 의미를 간직하게 합니다. 이별에 관한 의미 있는 말 중에 내 마음을 위로해 주는 말은 어떤 것인가요?

- 이별의 아픔 속에서만 사랑의 깊이를 알게 된다.(조지 엘리엇)
- 사랑을 잃었을 때 치료하는 방법은 더욱 사랑하는 것밖에 없다.
  (헨리 데이비드 소로)
- 당신을 만나는 모든 사람이 당신과 헤어질 때는 더 나아지고 더 행복해질 수 있도록 하세요.(마더 테레사)
- 만나면 반드시 헤어져야 하는 것이 인생이 정한 운명이다.(석가모니)
- 사랑해 본 적 없는 것보다는 사랑하고 이별하는 것이 차라리 나으리.
  (알프레드 테니슨경)
- 만나고, 알고, 사랑하고 그리고 이별하는 것이 모든 인간의 공통된 슬픈 이야기이다.(S.T. 콜리지)
- 슬픔의 유일한 치료법은 무슨 일을 열심히 하는 것이다.(J.루이스)
- 고통스러운 슬픔으로 가슴에 상처를 입고 슬픔에 마음이 혼란스러울 때 음악은 은빛 화음으로 빠르게 치유의 손길을 내민다.(셰익스피어)
- 태어난 모든 것들은 기약조차 없는 이별을 준비하고 있어야 한다.
  (그라시안)
- 사랑하는 사람과 어떻게 해서 헤어지게 되었을까. 후회하는 것만큼 깊은 상처는 없다.(플로리다 스콧)

사귄 지 얼마나 되어야 성관계를 할 수 있을까요?

청소년 시기는 이성에 대한 관심이 커지고 성관계에 대한 호기심도 왕성한 시기입니다. 또한 좋아하는 이성과 스킨십을 하고 싶은 욕구는 자연스러운 현상입니다. 하지만 청소년 시기는 아직 성인이 되지 않은 나이입니다. 오롯이 자신의 삶을 책임지기에는 어려움이 따르고 공부가 더 중심이 되는 때이지요.

이러한 때 당연히 임신이나 출산에 대한 준비는 되어 있지 않을 것입니다. 사실 어른이 되어도 임신이나 출산에 대해서는 많은 준비가 필요합니다. 자신의 삶이 아닌 또 다른 생명을 책임지고 키운다는 것은 무척이나 힘든 일입니다. 직접 돈을 벌고 자기 인생을 살아가는 어른 역시도 준비 없이는 힘든 일이지요. 이런 임신이나 출산을 만일 청소년 시기에 맞닥뜨린다면 어떻게 될까요? 아마도 학교생활을 평범하게 하기가 어려울 것입니다.

왜 갑자기 임신과 출산에 대한 이야기를 꺼낼까요? 바로 좋아하는 이성과 성관계를 한다는 것은 그 행위만 잘라놓고 볼 수 없는 문제이기 때문입니다. 성관계를 하면 임신할 가능성을 완벽하게 배제할 수 없으니까요.

그렇기 때문에 미성년자의 성관계는 더욱 조심스럽습니다. 임신을 하면 자기 삶에다 한 생명까지 오롯이 책임지는 삶을 살아야 합니다. 부모님의 보살핌 아래에서 자기 삶 역시 아직 어떻게 만들어 나가야 할지 결정되지 않은 상태에서 말이지요.

이처럼 성관계는 앞으로의 내 삶에 큰 영향을 미칠지도 모르는 중요한 결정입니다. 이성 친구가 좋은 마음에 '괜찮겠지?' 하는 섣부른 판단을 내려서는 안 됩니다. 흥분한 마음을 추스른 후에 정확하게 판단해야 합니다.

성관계는 그 행위로만 끝나는 것이 아닙니다. 책임이 따르는 행위이며, 그 책임이 내 삶은 물론 상대방의 삶까지도 좌우할 수 있습니다. 그러니 마냥 좋은 마음에만 몰두해서는 안 되고 신중하고 때로는 냉정하게 자신의 상황을 파악해야 합니다.

당연하게도 청소년 시기에는 피임이 꼭 필요합니다. 물론 임신을 원하지 않는 모든 성관계가 피임을 해야 하지만, 청소년은 특히나 반드시 피임을 해야 합니다. 간혹 콘돔을 사용하다가도 통증 때문에 위험성을 알지만 벗는 사례들을 봅니다. 나중에 후회하는 일이 없도록 반드시 피임을 철저히 하도록 합니다.

"성관계는 즐거움이나 일시적인 호기심으로 하는 행동이 아니라,
책임이 따르고 생명을 탄생시키는 소중한 일입니다."

즐거움과 만족도 성관계에 따르는 것이긴 하나 그것만 봐서는 안 됩니다. 성관계는 일시적인 호기심이나 즐거움으로만 하는 행동이 아니라, 상대를 존중하고 서로 미래에 대한 생각을 나누고, 책임을 함께 지는 행동이기도 합니다. 또 다른 생명을 탄생시키는 소중한 일이기도 합니다.

마냥 좋은 마음에, 혹은 뜨거운 애정에 성관계 후 임신의 가능성을 애써 외면하고 싶은 마음이 들거나 서로 그런 이야기는 두루뭉술하게 넘어가고 싶을 수도 있습니다. 하지만 그렇게 해서 될 것이 있고, 그럼에도 반드시 제동을 걸고 차갑게 생각해 봐야 할 것이 있습니다. 성관계는 후자입니다.

우리 몸은 아주 건강하므로 임신이 될 수 있음을 항상 염두에 두어야 합니다. 성적인 흥분과 쾌감 때문에 성관계를 갖는다면 나중에 서로 마음의 상처로 남을 수 있습니다. 그러다 만약 임신하게 된다면 감당하지 못할 현실에 버거워 할지도 모릅니다. 그때에도 두 사람이 이견 없이 함께하리라는 보장도 냉정하게 말하면 없고요.

더욱 중요한 것은 상대방에 대한 예의를 지키는 것입니다. 미숙한 학생들의 경우, 자신의 성 경험을 자랑삼아 다른 친구들에게 떠벌리는 경우도 많습니다. 학교나 학급에서 친구들 사이에 "누가 성관계를 했다."라는 소문이 퍼지면 당사자는 학교생활이 힘들 수 있습니다.

잘못된 우월감에 사로잡혀 성관계를 주위에 떠벌릴수록 더욱 자극적인 상상을 하게 되고, 상대 친구에 대한 예의도 아닙니다. 반대로 그런 소리를 다른 친구에게서 들었다고 해서 부러워하거나 '나도 성관계를 해 봤으면 좋겠다'라고 생각할 필요도 없습니다. 친구가 부러운 마음에 사귀는 상대에게 성관계를 하자고 조르는 일은 없어야 합니다. 그야말로 존중 없이 이성 친구를 대하는 행동이니까요.

사랑의 감정은 꼭 성관계가 아니라도 충분히 나눌 수 있는 방법이 많습니다. 함께 밥을 먹고, 영화를 보고, 게임을 즐기고, 따뜻한 말 한마디와 스킨십으로도 가능합니다.

성관계 때 가장 중요한 것은 내가 지금 책임을 질 수 있는 시기인가 하는 것입니다. '가능한 나이가 몇 살인가'라는 기준이 아니라 성관계 후 올 수 있는 변화에 대해 책임질 수 있는지를 점검해 보는 것이 가장 중요합니다. 무조건 빨리한다고 좋은 건 아닙니다. 모든 여건과 환경이 되었을 때 행복한 결말이 오지 않을까 생각합니다.

성관계를 하기 전 다음을 점검해 봅시다

첫째, 나는 정말로 성관계를 하고 싶은가?
둘째, 성관계를 가질 정도로 상대방을 좋아하는가?
셋째, 상대방을 배려하는 마음의 준비가 되어 있는가?

넷째, 상대방의 요구 때문은 아닌가?

다섯째, 정확한 피임 방법을 알고 있는가?

여섯째, 피임은 누가 할 것인지? 피임 도구가 준비되었는가?

일곱째, 상대방과 성관계를 갖는 것에 대한 두려움과 불안은 없는가?

여덟째, 상대방과 피임에 대해 의논할 수 있을 정도로 편안하고 친한 사이인가?

아홉째, 성관계로 인한 정신적, 신체적 결과(죄책감, 임신, 성병 등)에 대해 책임질 준비가 되어 있는가?

열째, 성관계로 인해 생길 수 있는 문제점들을 함께 생각해 보았는가?

'의제 강간'이라는 말을 들어 보았나요?

한 포털 사이트에서 중학교 남학생이 초등학교 여학생과 성관계를 해서 신고를 당했다는 글이 올라온 적이 있었습니다. 이 글을 보고 기가 막혔던 기억이 아직도 생생합니다. 아직 성 경험이 뭔지도 잘 모르는 나이에 하는 성 경험은 당연히 범죄 행위가 됩니다. 성 경험은 혼자 하는 것이 아닙니다. 그 말인즉슨 그 행위에 대한 지식과 판단이 온전히 가능한 나이여야 한다는 것입니다. 그래야 성관계에 대한 합의도 가능합니다.

우리나라 법에는 "의제 강간"이라는 것이 있습니다. 이것은 서로 합의했더라도 만 16세 미만은 징역 5년~무기 징역까지 받을 수 있는 중범죄가 됩니다. 합의되지 않을 때는 여러 가지 문제가 생기고 성적인 폭력이 될 수도 있습니다.

chapter

우리 사회는 얼마나
성에 대해 열린 시선을
가지고 있을까요?

젠더 감수성 높이기

어차피 내가 바꿀 수 있는 건
아무것도 없잖아요?

"할머니는 왜 나에게는 용돈을 1만 원 주고, 오빠에게는 3만 원을 줄까?"

여성을 위한 콘돔을 만드는 회사 '인스팅터스' 박진아 대표는 어려서부터 이런 고민을 했다고 합니다. 씁쓸하게도 이건 박진아 대표만 했던 고민은 아닐 거예요. 예전에는 가정에서도, 사회적으로도 성차별이 많았습니다. 자녀도 남자아이가 더 우선되고, 여자아이는 남자아이보다 뒷전인 일들이 많았습니다. 남자아이는 대학에 보내도 여자아이는 고등학교까지만 교육하는 집이 많았습니다. 남아 선호 사상으로 남자아이가 집안의 대를 잇는다고 여겼지요. 어머니 세대에는 이런 설움을 겪은 분들이 아주 많을 거예요. 사실 지금도 없다고 할 수 없고요.

그리고 집안에서만 이런 성차별이 있는 것은 아니에요. 이제는 여자들도 대학 교육을 받고 우수한 인력으로 사회에 나옵니다. 그런데 사회에 나와서 여성들이 성차별을 겪는 경우가 많습니다. 그래서 '유리 천장'이라는 단어도 생겼지요.

'유리 천장'이 뭘까요? 유리 천장이란 원래 경제 용어입니다. 유리처럼 투명하여 눈에 잘 보이지 않지만 존재하는 천장을 말해요. '유리 장벽'이라고도 합니다. 충분한 능력과 자질이 있음에도, 사회적으로 오랫동안 굳어진 성 고정 관념으로 인해 고위직으로 승진하지 못하고 위에서 막히는 사태를 비판적으로 표현하는 말입니다. 유리처럼 투명하여 위는 보이지만, 천장이 이미 막혀 있어 더 올라갈 수 없으니 답답한 현실입니다. 대체로 여자들은 남자들에 비해 승진이 늦고, 올라갈 수 있는 직위에도 한계가 있다는 이야기입니다.

남자와 여자의 급여 차이도 현저합니다. 2020년에 중소 벤처 기업부가 발표한 조사 결과, 매출 상위 100위 내 회사에서 남자와 여자의 연봉 차이가 크게 났습니다. 남성의 평균 연봉은 6,348만 원이었는데, 이것은 여성(4,583만 원)보다 무려 1,765만 원 많은 액수였습니다.

게다가 이 '유리 천장'이라는 말은 여성에게만 적용되는 것이 아닙니다. 다문화 혹은 특정 성 정체성을 가진 사람에게도 고스란히 적용됩니다. 다양한 소수자들(Minorities) 역시 이런 유리 천장을 느끼고 있습니다.

최근에는 유리 천장보다 더 두꺼운 장벽인 '콘크리트 천장(Concrete Ceiling)'이라고도 말합니다. 그만큼 자격이나 능력과 상관없이 성별에 따른 조직 내 장벽이 깨트릴 수조차 없을 만큼 단단하다는 의미지요. 우리 사회의 구조에서 나타나는 문제이기 때문에, 모든 사람이 관심을 가져야 합니다.

유리 천장을 아래에 있는 사람이 깨기는 어렵습니다. 유리 천장 위에 서 있는 사람들에게 함께 변화하고자 하는 의지가 있어야 사회 구조적인 이 문제를 해결할 수 있습니다. 만일 성차별의 문제를 알고 있으면서도 모두 자신과 상관없는 일이라고 생각한다면 그 어떤 사회 문화적 문제도 바뀌기 어렵습니다.

대한민국 유리 천장의 현실은 어떨까요?

영국 《이코노미스트》는 UN이 정한 세계 여성의 날(3월 8일)에 매년 OECD 회원국의 '유리 천장 지수(Glass-Ceiling Index, GCI)'를 발표합니다. OECD 주요 회원국(2020년 기준 29개국)을 대상으로 여성의 고등 교육, 남녀 임금 격차, 여성 기업 임원과 여성 국회의원 비율 등을 종합해 점수로 만드는 것이지요. 2021년 조사에서 한국은 100점 만점에 20점대로 대상국 가운데 최하위인 29위에 선정되었습니다. 이것은 한국의 여성 권리 신장이 시급한 상태임을 보여 줍니다. 우리 사회가 해결해야 할 숙제이지요.

이러한 사실을 알게 되면 여학생들은 분노할지도 모릅니다. 열심히 공부해서 좋은 성적을 거두어도 사회에 나가면 자신의 능력과 상관없는 한계에 부딪힌다는 소리니까요. 사회뿐만이 아닙니다. 집안에서도 여전히 육아와 가사가 여성의 몫이라고 여기는 사람들이 많다면 불평등한 삶을 살게 될 수 있어요. 설령 집안일과 육아를 배우자와 동등하게 분담하더라도, 남자는 "가정적이다."라는 칭찬을 듣고 여자는 "남편 복이 많네."라는 소리를 듣는 일이 많지요. 그저 당연한 분담을 했을 뿐인데도 말이에요.

이러한 과거의 인습으로 인해 결혼 자체를 포기한 여성이 늘고 있습니다. 결혼은 하더라도 아이를 낳지 않는 여성도 많고요. 아이를 낳으면 당연하게 엄마가 육아를 전담하고, 그로 인해 일을 그만두는 경우가 많다고 여겨 직장에서도 불합리한 처우를 받기 쉽기 때문입니다.

이것은 남자들도 마찬가지입니다. 지금은 육아를 맡는 남자들도 많지만, 육아하느라 회사 일을 소홀히 한다면서 나쁘게 보는 시각도 많습니다. 육아 휴직을 쓰기 위해 눈치를 보며 승진을 포기하는 남자들의 이야기도 적지 않고요. 그래서 그런 부담감이 싫어 아예 결혼을 마다하거나 자녀를 낳지 않겠다는 남자들도 많습니다.

여자의 문제로만 여겼던 육아가 이제는 남자에게도 해결하기 힘든 문제가 된 것이죠. 남자도, 여자도 모두 힘들어하는 이 사회 문화를 언제까지 고수해야 할까요? 분명한 것은 내가 아닌 누군가에게 불공평한 장벽은 나에게도 영향을 끼친다는 것입니다. 우리는 각자 섬처럼 사는 것이 아니라 사회 안에서 연결된 존재로 살기 때문이지요. 나는 아니더라도 내 여동생이, 혹은 내 여자 친구가 언제든 이 한계에 좌절하게 될 수도 있습니다.

유리 천장은 개개인의 용기나 노력의 문제가 아니라 우리 모두의 관심과 행동이 필요한 문제입니다. 이러한 사회를 변화시킬 힘은 여러분에게도 있습니다. 자신의 능력을 존중하고, 유리 천장도 뚫을 수 있는 여성들을 평가 절하하지 않고 편견 없이 인정해 주길 바랍니다.

생각 토크

'유리 천장 지수(Glass-Ceiling Index)'를 알아봅시다.

유리 천장 지수란? 〈이코노미스트(The Economist)〉가 2013년부터 OECD 회원국(29국)을 대상으로 직장 내 여성 차별 수준을 평가해 발표하는 지수입니다. 10가지 지표에 대한 결과로, 지수가 낮을수록 직장 내 여성 차별이 심하다는 뜻입니다.

190쪽에 있는 표는 2020년 기준 유리 천장 지수를 나타냅니다.

유리 천장 지수(Glass-Ceiling Index) ●여성 관리직 비율　●기업 이사직 여성 비율 ●여성 국회의원 비율　(↓1년 내 순위 변경)		국가	순위 (29국)	점수 (100점)
	0　10　20　30　40　50	한국	29	24.8
↑ 1　Sweden	84.0			
↓ 2　Iceland	78.7	스웨덴	1	84
→ 3　Finland	77.7			
→ 4　Norway	76.9	아이슬란드	2	78.7
→ 5　France	70.4			
→ 6　Denmark	70.0	핀란드	3	77.7
↑ 7　Portugal	69.5			
↓ 8　Belgium	68.3	노르웨이	4	76.9
↓ 10　Poland	68.2			
↑ 13　Italy	64.0			
→ 16　Australia	63.2	프랑스	5	70.4
OECD average	59.6			
↑ 18　United states	58.2			
↑ 20　Britain	57.2	일본	28	31
↓ 22　Germany	54.4			
→ 25　Greece	50.5			
→ 26　Switzerland	45.3			
→ 27　Turkey	35.7			
→ 28　Japan	31.0			
→ 29　South Korea	24.8			

〈The Economist, Glass-ceiling index, 2021.3.6.〉

190

'남자는 이래야 하고 여자는 이래야 한다'는 부모님의 말씀이 싫어요

"사나이, 울리는 농＊○라면!"

거의 국민적인 인기를 얻고 있는 라면 광고 멘트입니다. 재미있고 가볍게만 들었던 이 광고의 멘트는 '남자는 울어서는 안 되며, 약한 모습을 보여서는 안 된다.'는 메시지를 담고 있습니다. 이 말이 혹시 거슬린 적이 있나요? 별로 거슬린 적이 없다면 그만큼 우리가 남자에게 기대하는 모습이 틀에 박혀 있다는 방증이 됩니다.

우리 사회는 성별에 따라 어떤 이상적인 이미지를 정해 두고 그 이미지에 맞게 행동하기를 기대합니다. 이렇게 성에 따른 이상적인 이미지를 기대하는 것을 '성 고정 관념'이라고 합니다.

이 이상적인 이미지라는 것은 과연 어떤 걸까요? 아마도 사회에서 대세가 되는 이들과 오랫동안 고착된 문화에서 나온 이미지일 것입니다. 그 이미지를 기준점으로 삼고 평가하는 거지요. 소위 '여자'는 이래야 하고, '남자'는 저래야 한다. '여자'니깐 이런 일을 해서는 안 되고, '남자'니까 저런 일을 해서 안 된다는 경우들이 이 성 고정 관념에 따른 상황이라고 볼 수 있습니다.

이런 이미지가 마냥 잘 맞고 편하기만 하다면 별문제가 없겠지만, 사실 많은 사람이 이 이미지를 부담스러워하거나 불편하게 생각합니다. 남자답고, 여자다운 것에 제약을 느끼기 때문이지요. 나는 '나 자신'일 뿐인데, '성'이라는 프레임에 갇혀 그것을 벗어나면 뭔가 잘못되기라도 한 것처럼 느껴지게 만들거든요.

"남자가 왜 이렇게 외모에 신경을 써?"
"여자가 왜 저렇게 목소리가 커?"
"남자라면 이 정도는 들어야지."
"여자들은 힘든 일에는 쏙 빠지니까."

이런 말들을 하면서 '개인'을 평가 절하하는 일도 일어나고요. 나는 그렇지 않다고 일일이 해명하는 것도 쉽지가 않습니다. 그만큼 성 고정 관념은 뿌리가 깊고 세대 간에도 이미지가 다 다르지요. 개개인이 모든 것을 바꾸기에는 버겁게 느껴지는 것이 현실이지요.

젠더 뉴트럴, 이제 성 프레임을 무너뜨리는 시대가 왔다

　이렇게 고정된 성 이미지를 억압적으로 느껴 벗어나려는 움직임이 일고 있습니다. 남자, 여자라는 성에 얽매이기보다는 '나 자신'에 더 초점을 맞춰 행동하는 사람들이 많아지고 있어요. 이와 함께 새로운 말이 등장했습니다. 바로 '젠더 뉴트럴'이지요. 젠더 뉴트럴은 남녀를 구분하지 않고 중립적으로 보며 그 사람 자체를 있는 그대로 보자는 움직임을 뜻합니다.

　얼마 전 방영된 '미스터 트롯'을 저는 아주 재미있게 봤는데요. 결승에 진출한 참가자들은 모두 하나 같이 예쁘장한 외모를 했습니다. 예전에는 강인하게 생긴 외모가 남자다움의 미덕이었다면, 이제는 남자도 화장을 하고, 화려하게 꾸며서 자기 개성을 표현합니다. 그렇게 예쁘게 꾸미는 남성에 대해 대중들 역시 손가락질하지 않고 오히려 좋아하지요.

　전형적인 성에 대한 고정 관념이 무너지고 있습니다. 특히 겉으로 드러나는 외모로 자기다움을 표현하는 젊은이들은 성에 얽매이지 않고 자기만의 개성을 외모로 표현합니다. 이를 반영해 뷰티 시장에서는 여성과 남성, 즉 성의 경계를 허무는 키워드로 '젠더리스', '젠더 뉴트럴'이라는 새로운 개념이 등장했지요.

　이런 신조어들은 사회 속에 스며들고 세대 간으로 퍼져 나갑니다. 우리가 성 고정 관념을 생각 없이 받아들이기보다 과연 이 말이 맞을까 한 번 더 생각해 본다면, 이제 남자다움, 여자다움에 갇힌 고정 관념은 옛이야기가 되지 않을까요?

저는 어릴 적 어머니께 "여자는 키가 클 필요가 없다. 아담해야 사랑받는다."라는 말을 자주 들었습니다. 그래서 사춘기 시절 키가 자랄 때는 어깨를 움츠리며 걸어 다녔지요. 어른이 되고 나서 어머니의 그런 소리는 그 시대의 남녀상이 얼마나 틀에 박혔는지를 고스란히 내보이는 부분이라고 생각합니다.

성 고정 관념은 말에서만 드러나는 건 아닙니다. 예로부터 내려오는 속담에서도 쉽게 찾아볼 수 있습니다. '암탉이 울면 집안이 망한다' 같은 속담은 과거에 얼마나 잘못된 성 고정 관념이 팽배했는지를 보여 줍니다. 이런 속담이나 이야기들은 나쁜 성 가치관을 심어 줄 수도 있습니다. 그러니 비판적으로 받아들이고, 사용하지 않아야 되겠지요. 이러한 나쁜 성 가치관을 지니게 되면 자기도 모르게 성차별을 하는 일이 생길 수도 있으니까요.

성차별은 내가 불편하기만 한 문제가 아니에요. 인권을 침해하는 문제이고, 한쪽 성이 다른 쪽 성을 차별적으로 대하는 것이므로 반드시 개선해야 합니다. 이제 성에 대한 가치관이 달라지고 있습니다. 이렇게 변화하는 시대에 전통이라는 이름으로 포장된 잘못된 성 고정 관념을 점검하고, 자기다움에 더욱 집중해서 정체성을 만들어 나가야 합니다.

나도 성적 고정 관념을 갖고 있을까?

우리도 모르는 사이에 성별에 대한 고정 관념을 갖고 말하거나 행동하는 경우가 꽤 있답니다. 의도치 않게 그런 행동을 하지 않았는지 한번 스스로 돌이켜보는 것이 어떨까요?

- 성별 우월성에 대한 믿음이 있다. 예) 확실히 남자가 추진력이 있어.
- 성별에 따라 성격이 다를 거라고 생각한다. 예) 남자는 화끈해, 여자는 꼼꼼해.
- 성별에 따른 불신, 혐오, 적대감이 담긴 표현을 사용한다. 예) '김치녀(금전적으로 남성에게 의존하려는 여성)', '된장녀(사치스러운 여성)'
- 제도에 따른 성별 고정 관념이 있다. 예) "농사일은 남자가 해야지."

자기다움이
대체 뭐예요?

우리는 일상에서 이런 말을 흔히 합니다.

"여자애 같아."
"남자 같네."

뉘앙스가 어떤가요? 마냥 좋게만 느껴지지 않지요? 마치 놀리는 말처럼 들리기도 합니다. 남학생의 경우 내성적이거나 여성스러운 취미나 행동을 하는 친구들에게 이런 말을 합니다. 또한 화끈하고 중성적인 멋을 풍기는 여학생도 이런 말을 자주 듣고요.
　사실 요리를 좋아하거나 인형 수집이나 뜨개질을 잘하는 남학생들도 있습니다. 적극적이고 강한 성격의 여학생들도 있고요. 최근에는 '걸 크러시'라고 하여 당당하고 멋진 여성들이 인기를 끌었습니다. 하지만 청소년 시기에는 이런 친구들이 놀림의 대상이 되기도 합니다. 이것도 성 고정 관념적인 사고입니다. 성에 얽매이지 않으면 전혀 놀릴 일도 아니고, 움츠러들 일도 아니라는 걸 알 수 있지요.

'나'는 '남자', '여자'보다 더 커다란 존재이니까요

"남자답고 여자다운 것보다 자기다운 게 더 중요해."라는 말을 하면 많이들 물어봅니다. "대체 자기다운 게 뭐예요?"라고요. 십 대 여러분은 나 자신을 어떻게 생각하나요? 의외로 '나 자신'에 대해 궁금증을 갖지 않고 있는 친구들이 꽤 많아요. 그래서 자기다움이라는 말 앞에서 더욱 모호한 표정을 짓지요.

자, 한번 나에 대해서 설명해 볼까요? 저를 예로 들자면 우선 '여자'라고 설명할 수 있겠죠. 하지만 그것만으로 나를 충분히 설명할 수 있을까요? 나에 대한 설명에는 '여자' 말고도 다른 정의들이 무척이나 많이 들어갑니다. 나는 '무엇을 좋아하고, 어떤 성격이며, 어떤 일을 하는지' 등등 나를 설명할 수 있는 말을 찾으면 한도 끝도 없을 거예요. '성별'은 그중 하나일 뿐입니다.

그런데 우리는 '나'라는 존재보다 '성별'을 더 중요하게 여기는 때가 종종 있어요. 나라는 사람은 때로는 여성적인 면모도 있고, 남성적인 면모도 있습니다. 여자여도 축구가 뜨개질보다 더 재미있을 수 있고, 남자여도 운동보다 요리가 더 좋을 수도 있지요. '나'라는 존재 안에서 그건 하나의 특성으로 충분히 가능한 일들입니다. 고작 나를 설명하는 무수한 정의 중 하나일 뿐인 성별 때문에 '나'를 부정해서는 안 되겠죠?

정신 분석학으로 유명한 지크문트 프로이트는 사람은 누구나 양성, 즉 남성성과 여성성을 동시에 가지고 태어난다는 이론을 발표했습니다. 남자라서 남자다움을, 여자라서 여성스러움을 가지고 태어나는 것이 아니라 성장하는 과정에서 여성성과 남성성을 키우게 된다는 것입니다. 즉 여자다움이나 남자다움은 타고나는 것이 아니라 자라면서 만드는 것이라고 주장했지요.

자라면서 습득하는 남자다움, 여자다움에는 아마도 사회와 문화가 크게 작용할 것입니다. 이제 그 틀에 자신을 억지로 구겨 넣기보다는 나 자신에게 집중하는 삶을 살아보는 것이 어떨까요? '자기다움'이란 바로 나란 사람에게 집중하고 나 자신을 존중하는 삶의 태도에서 길러집니다.

"우리에게는 누구의 것도 아닌 나만의 특별한 능력이 있습니다."
'남자다움', '여자다움'이 아니라 '나(me)다움'이
나의 삶을 더욱 풍요하고 행복하게 합니다."

우리가 자신감을 가지고 자신에게 집중하고 가꾸어 나갈 때 나의 삶은 훨씬 풍요롭고 만족감이 커집니다. 나 스스로 긍정적인 마인드와 자신감을 지닌다면 누군가의 한마디에 휘둘리지 않을 수 있습니다. 남자여도 아무렇지 않게 "어. 나 축구보다 뜨개질 좋아해."라고 말하거나, 여자여도 "나 축구 선수 하고 싶어."라고 당당하게 말할 수 있겠지요.

우리 안에 숨어 있는 능력은 성별을 의식하지 않습니다. 자신의 모습을 있는 그대로 볼 때 내 삶이 더욱더 빛날 것입니다. 내 옷 대신 다른 사람의 옷을 빌려 입으면 무언가 어색하고, 불편합니다. 당연하지요. 내 옷이 아니니까요. 나에게 딱 맞는 옷을 입을 때 비로소 마음도 편하고 자신감 있게 행동할 수 있습니다. '자기다움'의 마음을 발휘하여 내가 원하는 많은 경험을 쌓아 갈 때, 더 훌륭한 내가 될 것입니다.

생각 토크

15년 후 나의 모습을 상상해 볼까요?

나는 15년 후 오늘, 누군가를 만나러 길을 나서고 있습니다. 누구를 만나러 가는 걸까요? 내 옷차림이 어떤지, 무슨 생각을 하고 있는지, 15년 후 내 모습을 구체적으로 상상해 보고 글로 표현해 봅시다.

동성 친구가 좋아요. 저는 '트랜스젠더'인가요?

　요즘 다양한 매체에서 '젠더'라는 말을 많이 사용해요. 익숙하면서도 낯선 단어, 젠더는 무엇일까요? 우리는 성을 표현할 때 흔히 두 가지 개념으로 나누어 봅니다. 생물학적인 성(Sex)과 사회 문화적인 성(Gender)이지요. 생물학적 성은 말 그대로 남자와 여자의 생물학적인 구분을 말합니다. 한편 사회 문화적인 성, 즉 젠더는 여자다움, 남자다움을 칭하는 말입니다. 대부분의 사회는 남성과 여성에게 알맞은 젠더의 특징이 있다고 믿으며, 사회 구성원들에게 그것을 사회화시킵니다.

　이런 사회화 과정에서 어떤 사람들은 혼란을 느끼기도 합니다. 생물학적인 성과 사회 문화적인 성이 어긋남을 느끼기 때문이지요. 자신이 느끼는 성별을 '성별(적) 정체성'이라고 말합니다. 이 성별(적) 정체성은 남성 또는 여성의 기본적인 느낌으로, 이런 성적 정체성은 주로 3~4살 경에 나타난다고 합니다. 어릴 적에야 자신의 성적 정체성이 어떤지 고민하지 않고 표현해도 별다른 문제가 일어나지 않습니다.

그러나 점점 자라며 십 대 시기를 거치면 2차 성징으로 신체의 변화가 찾아옵니다. 그러면서 성적 정체성에 대한 혼란은 극대화됩니다. 여자이지만 자신이 남자라고 느끼는 경우, 혹은 반대로 남자이지만 자신은 여자라고 느끼는 경우라면, 마치 내가 잘못된 것 같다는 기분, 뭔가 부정당하는 기분이 들 수도 있지요. 이런 사람들을 위한 이해나 사회적 장치는 거의 전무하기 때문에 자신이 어디에도 속하지 못한다는 불안함을 느끼기 쉽습니다.

이렇게 태어난 성과 성적 정치성이 일치하지 않는 이들을 '트랜스젠더'라고 합니다. 흔히 우리는 반대 성으로 신체 수술을 받아 바꾼 사람들을 '트랜스젠더'라고 말하는데 이것은 잘못된 표현입니다. 이 경우는 '트랜스섹슈얼'이라고 말합니다. 트랜스젠더 중에는 스스로 남성(여성)이라고 생각하지만, 수술을 하지 않고 자신의 몸 그대로 살아가는 이들도 있습니다. 물론 자신이 생각하는 성적 정체성을 찾기 위해 호르몬 치료나 수술을 받기도 합니다.

성적 정체성은 어린 나이에 나타나지만, 특히 사춘기는 자신이 누구인지, 어떻게 살아가야 하는지 결정하기 시작하는 때라 더욱 극심한 혼란을 겪을 수 있습니다. 성적 정체성이 혼란스럽다면 무언가를 서둘러 결단하기보다는 자신의 감정, 경험을 충실히 살피고, 다양한 정보를 얻어서 시간을 갖고 천천히 탐색해 보기를 권합니다.

이러한 정체성의 문제는 어떤 나이를 기준으로 삼아서 정하는 문제가 아닙니다. 개인마다 사춘기 시기가 다른 것처럼 성 정체성이 확립되는 시기도 다릅니다. 시기보다 중요한 것은 자신의 모습을 있는 그대로 받아들이고 인정하는 것입니다. 그리고 그런 나를 세상이 어떻게 바라보는지까지도 받아들일 수 있게 되는 것. 거기까지가 정체성을 찾아가는 과정입니다.

혼란스럽고 불안하겠지만 자신을 몰아세우지 않고 충분히 나에 대한 대화를 나누었으면 합니다. 나 자신을 돌아보고 받아들일 수 있어야 자신을 긍정하는 삶을 살 수 있을 테니까요.

혹 혼자서 성적 정체성을 고민하는 게 너무 혼란스럽다면 상담 선생님이나 전문가에게 도움을 받는 것도 방법입니다. 성적 정체성의 혼란을 겪는 원인으로는 사회 심리적 요인, 자신의 기질, 부모님의 태도, 양육 방법, 부모님과의 관계 등이 있습니다. 또한 성적 학대를 받은 경험이 있는 아동이 성적 정체성의 혼란을 겪는다는 연구 결과도 있습니다.

그건 '젠더 폭력'입니다

트랜스젠더 방송인 '하리수' 씨는 중학교 때부터 예뻐지고 싶었고, 남자를 좋아했다고 합니다. 그것을 숨기기보다는 고등학생 때부터는 마음껏 꾸미고 다녔으며, 남의 시선보다 자기 자신에 더욱 집중했다고 합니다. 당당하게 자신의 현재 모습을 긍정하는 그녀의 모습에 많은 사람이 응원을 보냈습니다. 하지만 하리수 씨도 트랜스젠더로 살아가기까지 많은 고난이 있었다고 고백했습니다. 그런 그녀에게 유일한 조력자이자 친구가 있었는데 바로 그녀의 어머니였습니다. 하리수 씨의 어머니가 그녀의 모든 걸 이해해 주는 버팀목이 되어 주었기에 자신을 사랑하는 삶을 살 수 있었다고 합니다.

〈나의 장미빛 인생(1998)〉이라는 영화가 있습니다. 주인공 '루도빅'은 하나님의 실수로 인해 염색체 하나를 빠뜨려 남자로 태어났지만, 자신은 여자라고 생각합니다. 귀걸이에 빨강 립스틱을 바른 채 파티장에 나타나고, 심지어는 생리통까지 호소합니다. 루도빅은 자신의 정체성을 찾아가는 동안 세상의 편견과 싸우지만, 가족의 사랑으로 심리적인 안정을 찾게 됩니다.

어떤가요? 사회에서 트랜스젠더로 살아간다는 것은 결코 녹록한 일이 아닐 것입니다. 하지만 가족의 지지가 있다면 그 삶이 행복하지 말라는 법은 없습니다. 가족이 내 편이 되어 준다면, 이해해 주고, 지지해 준다면 성 정체성 혼란을 헤쳐 나가는 데 큰 도움이 될 것입니다.

아직 우리 사회는 이런 성적 혼란에 휩싸이는 사람들을 향한 시선이 따가운 편입니다. 게다가 특정 성에 대한 증오나 혐오를 담고 폭력을 저지르는 일들도 심심치 않게 일어나지요. 이런 폭력을 '젠더 폭력'이라고 합니다.

트랜스젠더만이 아니라 여성, 남성 모두 폭력의 대상이 될 수 있습니다. '젠더 폭력'은 특정 성에 대한 혐오로 폭력을 가하기 때문에 누구나 피해자가 될 수 있는 것이지요. 이러한 젠더 폭력은 물리적인 폭력만 해당하는 것이 아닙니다. 신체적·정신적·성적 폭력을 모두 말합니다. 즉 혐오를 담은 말, 글도 얼마든지 폭력이 될 수 있습니다. 의도를 가지고 상대방이 싫어할 거라는 예측과 함께 행하는 모든 행동이 폭력에 해당합니다.

예를 들면 "남자가 이렇게 힘이 없어서 어디에 써먹어."라는 말은 남성을 향한 젠더 폭력입니다. "여자는 얼굴만 예쁘면 되지.", "여자 부장인데 일을 꽤 잘하시네."와 같은 표현도 여성을 향한 젠더 폭력이 됩니다. 혐오 표현은 단순히 싫어하는 감정을 표출하는 걸 넘어서 특정 개인, 집단에 대한 차별이나 폭력을 부추기고 정당화하는 수준까지 다다릅니다.

이처럼 무심코 던진 내 말속에 나도 모르게 젠더 혐오가 자리하지는 않았는지 우리는 다시 한번 살펴봐야 합니다. 사회 속에 젠더 혐오가 뿌리 박혀 그게 잘못인 줄도 모르고 말하고 행동하고 있을지도 모르기 때문입니다.

또한 우리 사회도 트랜스젠더를 부정적인 시선으로 보지 않았으면 좋겠습니다. 남자이건, 여자이건 자기 자신을 사랑할 줄 아는 따뜻한 마음이 행복한 삶으로 이끕니다. 성별보다 개개인의 건강한 신체와 정신이 중요하니까요. 또한 누군가의 성 정체성을 알았을 때 그 사람의 인권을 존중해 주는 것 역시 우리의 의무라는 걸 잊지 마세요.

성별(적) 정체성과 성적 지향의 차이점은 무엇일까요?

성별(적) 정체성은 '자신이 어떤 성별로 느껴지느냐'를 의미하고, 성적 지향
은 '자신이 누구에게 끌리느냐'를 의미합니다. '놀이공원 대관람차에 같이
손을 잡고 타고 싶은 사람이다'라는 표현처럼요. 자극적인 표현물을 많이 본
다고 해서 성 정체성이나 성적 지향이 바뀌지는 않습니다.

성 소수자에 대해
알고 싶어요

우리는 어떤 성으로 태어났든 성적 정체성이 어떠하든 사춘기가 되면 보통 누군가에게 성적으로 끌리게 됩니다. 이것을 '성적 지향'이라고 말한답니다. 대부분의 사람이 이성에게 끌리지만, 동성에게 끌리는 사람들도 있습니다. 전자의 경우는 이성애자, 후자의 경우는 동성애자라고 하지요.

동성애자들 가운데 남성들은 '게이', 여성들은 '레즈비언'이라고 합니다. 게이나 레즈비언은 다양한 매체에서 어렵지 않게 들어 보았을 거예요. 그런데 이들 말고도 성적 지향이 다른 사람들이 있어요. 이들을 칭하는 용어 또한 살펴볼까요?

남성과 여성 모두에게 끌리는 사람들도 있습니다. 이들은 양성애자라고 부릅니다. 물론 아무에게도 끌리지 않는 무성애자도 있답니다. 또한 앞서 우리는 '트랜스젠더'라는 말을 살펴보았어요. 자신이 느끼는 성과 사회적 성이 다른 사람들을 부르는 말이지요.

수치로 보았을 때 이성에게 성적으로 끌리는 사람들이 훨씬 많기 때문에 동성애자, 양성애자를 '성 소수자'라고 불러요. 또한 이 성 소수자를 'LGBT'라고도 부릅니다. 'LGBT'는 레즈비언(Lesbian), 게이(Gay), 양성애자(Bisexual), 트랜스젠더(Transgender)를 통틀어 뜻하는 말이지요. 비슷한 개념으로 동성애자와 성 소수자를 이르는 말로 '퀴어(Queer)'라고도 합니다.

2000년부터 해마다 서울 광화문에서는 퀴어 문화 축제가 열립니다. 말 그대로 성 소수자들의 축제이지요. 이 축제의 장에서는 성 소수자들이 자신을 드러내고 행진을 합니다. 과거 성 소수자들은 자신의 성 정체성을 숨기고 이성애자인 척 살아가는 것을 당연하게 여겼지요. 그렇지 않으면 따가운 시선을 감수하거나, 심지어는 폭력을 당했거든요. 단지 성적 취향이, 성 정체성이 이성애자가 아니라는 것만으로 그 사람에게 '이성애'를 강요하고, 그렇지 않으면 억압하는 것이 오랜 시간 이어져 왔어요.

원치 않게 성 소수자임이 밝혀진다면

혹시 '아웃팅'이라는 말을 알고 있나요? 동성애자가 자신이 동성애자임을 스스로 드러내는 것을 '커밍아웃(Coming Out)'이라고 해요. 아웃팅은 그 반대이지요. '아웃팅(Outing)'은 자신의 성 정체성을 드러내고 싶지 않은데 주변에서 강제로 알리는 것을 말합니다.

원치 않는 아웃팅은 인권을 침해하는 행위나 마찬가지입니다. 아웃팅을 당하면 그 사람은 소속된 집단에서 따돌림을 당하거나 일방적으로 피해를 당하는 일이 많았거든요. 심지어 70년 전에는 세계보건기구마저 동성애를 정신병으로 분류해 치료할 수 있다고 믿었답니다(1949). 당시에는 많은 동성애자가 사람답게 살 권리를 빼앗긴 채 차별당했어요.

그랬던 과거에 비해 '퀴어 문화 축제'가 매년 열리고 성 소수자임을 당당히 밝히는 사람이 늘어나는 것은 우리 사회의 인권 의식이 그만큼 자라났다는 방증입니다. 그럼에도 우리 사회에는 아직도 성 소수자에 대한 편견이 많습니다. 아웃팅은 여전히 성 소수자를 위험에 빠뜨리는 일이라는 걸 잊지 말아야 해요.

청소년기에 단순히 동성에게 좋은 감정을 품는다고 해서 동성애라고 여기지는 않습니다. 아직은 관계에 대한 경험이 많지 않기 때문에 동성끼리 느끼는 우정을 사랑이라고 착각할 수도 있어요.

단순히 친하고 아끼고 싶은 마음이 든다고 해서 모두 동성애는 아닙니다. 자신의 감정에 솔직하게 행동하다 보면 언젠가는 더 확실히 느낄 때가 있습니다. 이런 경험을 절대 부끄러워할 필요는 없어요. 다만 사춘기는 여러 감정의 변화가 많으므로 한 경험으로만 단정 짓지 말고 여러 가지 경험을 통해 내 감정이 완전히 그러한지를 생각해 봐야 합니다.

"사회적 소수자의 인권도 함부로 침해해서는 안 됩니다."

최근 들어 영화나 드라마 등 대중 매체에서 동성애를 소재로 많이 다루어서 십 대 여러분이 동성애에 대해 기성세대만큼 생소하거나 불편하지는 않을 것입니다. 물론 청소년들도 동성애나 성 소수자에 대한 편견이 있을 수 있습니다. 하지만 성 소수자에 대한 판단을 내리기 전에, 먼저 인권에 대해 생각해 보면 좋겠습니다.

모든 사람에게는 인권이 있습니다. 누구도 인권에 있어서 차별을 받아서는 안 됩니다. 선한 사람이든, 악한 사람이든, 어른이든, 어린이든 차별은 있을 수 없어요. 인종 차별, 장애인 차별 등과 같이 말입니다.

사회적으로 소수자라고 해서 그 사람들의 인권을 함부로 침해하면 안 됩니다. 나는 이성애자니까, 성 소수자와 상관없다는 생각으로 성 소수자 문제에 관심을 두지 않거나 차별을 방관해서는 안 됩니다. 왜냐면 사회에서 살아가는 이상 우리와 전혀 상관없는 문제란 없기 때문이죠.

우리 사회에는 얼마나 많은 동성애자가 살고 있을까요? 성 소수자들에 대한 관심이나 배려가 적은 우리나라에서는 이에 대한 통계조차 찾아볼 수가 없습니다.

지금 우리 옆에 함께 음식을 먹고 마시고 웃고 떠드는 '친구들' 가운데 동성애자가 있을 수 있고, 내 가족과 연결된 누군가가 성 소수자일 수 있습니다. 길을 걷다 보는 '여자 두 사람'이 친구 관계를 넘어서, 일생을 함께하는 파트너일 수도 있습니다. 이런 것들은 전혀 이상한 것이 아닙니다. <u>우리 사회가 건강해지려면 다양성에 대한 존중이 필요하기 때문입니다.</u>

이성애자만 정상이라고 생각한다면, 우리 주변에 누군가를 성 소수자라는 이유로 손가락질하고, 비난하고, 핍박하는 차별에 동참하는 것과 마찬가지입니다. 또 그런 사회는 성숙하지 못한 사회입니다.

그러다 보면 소수자들의 다수자를 향한 반감과 갈등도 극렬해지겠지요. 한국 사회에서 성 소수자도 우리 이웃임을 한 번 더 생각해 봐야겠습니다.

인도의 '히즈라'를 알고 있나요?

히즈라는 남자로 태어났지만, 남성을 포기하고 여자가 되기를 선택한 사람들을 말합니다. 인도인들은 오래전 히즈라를 자신이 믿는 힌두신이 환생한 것이라 여겼습니다.

힌두신은 남녀, 즉 양성을 지닙니다. 힌두신을 믿는 인도인들은 양성의 특성을 가진 히즈라를 신이 환생한 것이라 믿고, 이를 존중하고, 신적인 존재로 여겼습니다. 하지만 영국의 식민 지배를 겪으며 히즈라는 심하게 차별당하고, 존재를 부정당하며, 사회에서 추방당합니다. 이를 제3의 성이라고 칭하지요.

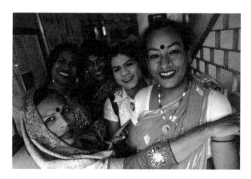

| 방글라데시에 있는 히즈라들의 모습 |

chapter

폭력적인
관계에서 벗어나
성인지 감수성을 높여요!

성인지 감수성 높이기

내 몸을 찍어 보내 달라고 하는데
어떻게 하면 좋을까요?

"그루밍이라는 말을 들어 본 적이 있나요?"

다양한 뉴스나 매체에서 '그루밍'이라는 말을 자주 보게 됩니다. 그
루밍(Grooming)이란 마부가 말을 빗질하고 목욕시켜 말끔하게 꾸민
다는 뜻으로 '길들인다'는 의미의 말입니다. 네, 그렇게 보면 '그루밍'
이란 말은 좋은 이미지로 다가올 수도 있을 것 같네요. 단어의 뜻처럼
소리를 내어 읽어도 편안한 느낌이 듭니다. 또 다른 의미로 여자들처
럼 예쁘게 꾸미는 남성들을 '그루밍족'이라고도 하지요.

그런데 이 '그루밍'이라는 단어가 아주 무서운 의미로 돌변하고 있
습니다. 피해자들을 황폐하게 만드는 아주 악독한 행위의 대명사처럼

불리고 있지요.

'온라인 그루밍'이라는 말을 들어 보았나요? 온라인 그루밍이란 채팅 앱과 같은 온라인 매체를 통해 인간관계를 맺어 나가고, 그 관계를 이용해서 상대방을 길들여 무리한 성적 요구를 하는 범죄를 말합니다. 주로 나이가 어린 청소년들을 대상으로 그루밍을 하여 길들이고, 성적인 요구를 하다가 점점 그 수위를 높입니다. 심지어는 피해자를 성적인 노예로 전락시켜 악질적인 범죄를 저지르기도 합니다.

예전에는 오프라인 즉 현실에서 만나 인간관계를 맺어 그루밍을 이용한 성폭력 범죄가 많았습니다. 그러나 최근에는 청소년들이 많이 활용하는 인터넷에서 이러한 그루밍이 일어납니다. 온라인 그루밍은 디지털 그루밍이라고도 하는데, 대표적으로 2020년에 사회적인 문제가 된 'N번 방 사건'을 들 수 있습니다.

'N번 방 사건'은 텔레그램, 라인 등의 메신저 앱을 이용해 피해자들을 유인한 뒤 협박해 성 착취물을 찍게 하고 이를 유포한 사건입니다. 2019년 2월에 가해자들이 피해자들을 '노예'라고 부르며 성 착취 사진을 올리고 신상 정보까지 공유하는 텔레그램 채팅방이 있다는 사실이 일간베스트(일베) 등의 커뮤니티에 알려졌습니다.

가해자인 닉네임 '갓갓'이 목표 삼은 건 트위터 일탈 계정(자신의 알몸이나 성교행위, 자위행위 등을 찍어서 올리는 계정)을 운영하는 여성들이었습니다. 그는 교묘하게 '사이버 수사대입니다. 음란물 제작 및 유포 혐의로 신고되었으니 아래 링크를 통해 진술하십시오'라는 메시지와 함께 해킹 링크를 보내 여성들의 신상 정보를 캐냈습니다. 그리고 그

걸로 여성들을 협박해 음란 동영상을 강제로 찍게 했지요. 이렇게 만든 영상들을 '1번 방'부터 '8번 방'(속칭 'N번 방')까지 여덟 개의 채팅방을 만들어서 올려서 이 사건을 'N번 방'이라고 부르게 되었습니다.

N번 방은 2019년 9월에 사라졌지만 다른 방들이 생겨났습니다. 피해자들은 자발적으로 사진과 영상을 촬영해 범죄의 빌미를 제공했다는 생각에 주변 사람들에게 알리지 못하고 적극적으로 신고하지도 못했습니다.

'온라인 그루밍'을 통한 성범죄는 대체로 이러한 경위로 진행됩니다. SNS나 메신저 프로필을 보고 접근해 그루밍할 상대를 고릅니다. 그리고 그 상대와 친구가 되고, 신뢰를 쌓아 갑니다. 자신의 편이라고 믿게 만든 후 그 신뢰 관계를 이용해 성범죄 행위를 하는 것이지요. 상대방은 자신이 성범죄에 노출되었는지도 모르게 성 착취를 당하게 됩니다. 절친해진 온라인 친구가 점점 야한 농담을 하면서 성희롱이나 음담패설을 자연스러운 것으로 받아들이도록 만들고, 심지어는 현실에서도 만나자고 강요합니다.

온라인 성범죄는 어떤 방식으로 접근할까?

왜 이런 범죄에 걸려들게 될까요? 처음부터 이상해 보인다면 당연히 피했겠지요. 하지만 처음에는 대상자의 취미나 관심사 등을 파악해 친근한 사이로 지내며 신뢰를 얻다가 피해자를 심리적으로 지배한 상태에 이르면 성범죄를 저지릅니다. 피해자가 성적 가해 행동을 자연스럽게 받아들이도록 길들여서, 피해자가 이를 벗어나려고 해도 너무 늦은 때가 되기 쉬운 거지요. 또 벗어나려고 하면 회유하거나 협박을 해서 막습니다.

상대방이 누구인지 드러나지 않는 온라인에서는 그루밍 성범죄에 쉽게 노출됩니다. 게다가 아직 성에 대한 인식이나 디지털 세상에서 개인 정보의 중요성을 잘 실감하지 못하는 청소년들은 피해를 볼 우려가 더 높지요.

특히 그루밍 성폭행의 경우, 성관계를 시도할 때 확실한 거부 의사를 하지 못해서 법적으로 판단할 때 처벌하기가 애매한 부분들이 생기기 십상입니다. 그래서 더욱 악질적이지요.

게다가 사회와 디지털 세상의 속성에 미숙한 미성년자를 상대로 한 성범죄는 점점 집요해지고, 일상적인 모습으로 나타나고 있습니다. 텔레그램을 둥지로 삼은 N번 방 사태를 보면 알 수 있듯이, 직접 접촉하지 않고도 얼마든지 어린이와 청소년을 대상으로 성범죄를 저지를 수 있는 세상입니다.

그루밍 성폭력에 어떻게 대응해야 할지 몰라 제대로 상담조차 못 받는 십 대들도 많습니다. 더욱이 그루밍 성범죄에 대한 구체적인 법률 제도도 제대로 마련되지 않고 있습니다. 그러니 만일 그루밍 피해를 당하고 있다면 혼자 극복하려고 하지 말고 바로 도움을 요청해야합니다. 디지털 세계의 속성상 그렇지 않으면 더 큰 피해를 볼 수 있기 때문입니다.

아쉽게도 지금의 법에는 온라인 그루밍 자체를 처벌하는 규정이 없습니다. 피해자를 유인하여 성범죄를 짓지 않는 이상 처벌을 하지 못합니다. 다만 협박이나 폭력을 통해 음란 영상물을 촬영하도록 강요할 때는 '협박죄' 또는 '강요 미수' 등의 혐의로 고소할 수 있습니다. 만일 피해자가 미성년자라면 '아동청소년이용음란물제작죄'에 해당합니다. 이 조항이 적용될 경우 무기 징역 또는 5년 이상의 유기 징역에 처해집니다.

온라인 그루밍에 노출된 청소년들을 보호하기 위해 어린이 · 청소년들과 성적 대화를 하거나 음란물을 보내는 행위 등에 관한 법 규정이 속히 마련되어야 합니다. 특히 온라인 그루밍 범죄는 특별한 폭력이나 협박 없이 이루어지므로 처벌을 피해 가기 십상이라 하루빨리 관련법이 제정되어야 합니다.

외국에서는 이미 '온라인 그루밍'을 처벌하고 있습니다. 영국에서는 온라인 그루밍을 통해 성인이 16세 미만 청소년에게 성적인 만족을 얻고자 고의로 만나거나 성적으로 관련된 행위를 하면 처벌을 합니다. 우리나라에서도 온라인 그루밍에 대해 98.8%(여성 99.3%, 남성 98.3%)가 처벌이 필요하다는 데 동의했습니다(한국여성정책연구원, KWDI Brief 제56호, 2020). 그리하여, 16세 미만의 어린이 · 청소년을 대상으로 성을 사는 행위 등을 한 경우 가중처벌이 되도록 아동 · 청소년의 성보호에 관한 법률을 일부 개정해 공포했습니다(2020. 12. 8).

온라인 그루밍을 통해 '몸캠 피싱' 범죄도 일어나고 있습니다. '몸캠 피싱'은 성적 호기심이 많은 청소년을 부추겨 스스로 음란한 동영상이나 사진을 찍게 한 후 이를 해킹해 유포하겠다고 협박하여 돈을 뜯어내는 범죄입니다. 서울시 의회 교육위원회 소속 여명 의원이 발표한 자료에 따르면 최근 4년간 몸캠 피싱 피해자 중 절반이 미성년자라고 합니다(2019). 몸캠 피싱은 '성 착취' 범죄로 이어질 수 있어서 더욱 주의해야 합니다. 'N번 방 사건'은 피해자들에게 '고액 알바' 등을 미끼로 신체 사진을 받고 이것을 유포하겠다고 협박하면서 '성 착취물'을 제작한 것입니다.

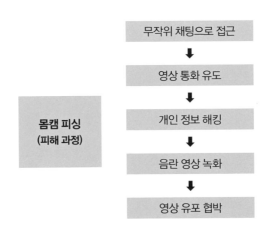

한번은 학교에서 5학년 학생이 페이스북 채팅에서 자신의 생식기 사진을 대화 상대에게 찍어서 보내 주었다는 소리를 들었습니다. 바로 상담을 했고, 페이스북 채팅에서 자신의 신체 일부를 사진으로 찍어 보여 주고, 대화를 한다는 사실을 알게 되었지요.

바로 경찰에 신고했지만, 서버가 해외에 있어서 범인을 찾기 힘들다고 했습니다.

절대 자신의 신체 사진, 개인 정보 등을 누군가에게 보내서는 안 됩니다. 온라인에서 친한 그 친구가 사실 어떤 사람인지는 알 수 없습니다. 자신을 소개한 말이 진짜인지 가짜인지 증명할 길이 전혀 없지요. 전부 다 가짜일 가능성이 높습니다. 디지털 세상에서 관계를 맺어 나갈 때는 이 점을 각별히 유념해야 합니다.

우리나라는 현행법상 만 16세 미만인 아동·청소년과 성인이 성행위를 하면 피해자의 의사와 상관없이 성인이 처벌받게 되어 있습니다. 이를 '의제 강간 연령'이라고 합니다. 의제 강간 처벌 나이는 2020년 5월 19일에 형법 제305조 제2항이 신설됨에 따라 기존 13세 미만에서 16세 미만으로 상향되었습니다. 다시 말해 만 16세 미만은 본인의 동의와 상관없이 무조건 보호해야 하는 나이라는 뜻입니다. 만 16세부터는 '성적 자기 결정권'을 인정하는 셈입니다.

의제 강간 연령을 높이는 것은 특히 취약한 상황에 놓인 십 대들과 친분을 쌓은 뒤 심리적으로 의존하게 만들어 성적 학대와 착취를 하는 걸 막기 위한 조치입니다.

아울러 온라인 성범죄에 대한 처벌 조항도 생겼습니다. 실제 만남이 없더라도 채팅 앱이나 게임 등 온라인에서 미성년자를 성적으로 착취했다면 처벌을 받습니다.

끝으로, 사이버상에서 디지털 성범죄를 피하는 방법을 알아보려 합니다.

첫째, 휴대 전화 번호, 주소, 학교명, 사진 등 개인 정보를 알려 주지 않습니다.

둘째, 개인 정보는 최소한의 것만 입력하고 비공개로 합니다.

셋째, 채팅이나 사이버상에서 알게 된 사람은 절대로 만나지 않습니다.

넷째, 비밀번호는 추측하기 어렵게 만들고 자주 변경합니다.

다섯째, 원하지 않는 메일을 받았다면 답장을 절대로 보내지 않습니다.

여섯째, 야한 사진을 인터넷에 올리거나 공유하지 않고 사이버상에서 예절을 지킵니다.

일곱째, 사이버상에서 디지털 성범죄를 발견하면 영상과 화면을 캡처해서 방송 통신 심의 위원회에 신고합니다.

중고생 10명 중 1명은 온라인에서 성적 유인을 당해 보았다?

전국 중고생(6,423명) 대상 조사 결과, 지난 3년간 인터넷을 통해 성에 관한 대화, 나체·신체의 일부를 찍은 사진이나 영상 등 '성적 유인' 피해를 당한 청소년은 '10명 중 1명(11.1%)'으로 나타났습니다. 금전 등 대가를 약속하며 만나자는 제안을 받거나 오프라인 만남까지 이어진 경우도 1.1%로 나타났습니다.

가해자들의 성적 유인이 가장 많이 이뤄진 경로는 카카오톡·페이스북 메신저 등 '인스턴트 메시지'가 28.1%, 트위터·인스타그램 등 SNS(사회 관계망 서비스) 27.8%, 인터넷 게임 14.3% 등의 순입니다.

이는 대부분 인터넷에서 처음 만나 일면식도 없는 사람들(76.9%)이었습니다. 청소년들이 활발히 접속하는 온라인 플랫폼에 온라인 그루밍 범죄가 이루어지고 있음을 알 수 있습니다.

<여성가족부, 2019년 성매매 실태조사 연구, 2019>

음란물을 다운받아 봤어요. 죄가 될까요?

"이게 죄가 되는지 몰랐어요."

생각보다 음란물이 정확히 무엇인지를 모르는 친구들이 많습니다. 음란물을 처음 접하는 나이가 점점 어려졌기 때문이지요. 하지만 그저 재미로만 여겼다가는 큰일이 납니다. 어린 나이에 단순히 성에 대한 호기심에 음란물을 본다면 그것이 불법인지도, 자신이 얼마나 위법한 행동을 하고, 또 중독됐는지도 모르고 빠져들 위험이 큽니다. 특히 청소년을 이용한 음란물이면 누구라도 음란물을 보는 것도, 배포하는 것도, 다운받는 것도 모두 불법적인 행동으로 처벌받습니다.

음란물이란 성욕을 자극하거나 정상적인 성 윤리를 해치는 영화,

도서, 사진, 비디오, 만화 등을 말합니다. 성욕을 자극해 성적 수치심을 유발하며 잡지, 사진, 만화, 소설, 그림, 동영상 등 다양한 매체를 이용하여 노골적인 성행위를 나타내는 것입니다. 요즘은 '음란물'이라는 표현과 함께 '성적 표현물'이라는 말도 쓰입니다.

게다가 최근에는 디지털 음란물이 문제가 되고 이로 인한 성범죄들이 많이 일어나고 있습니다. 자신도 모르게 사진이 도용되어 음란물 속 인물의 신체와 합성되어 인터넷에 떠돌아다니는 경우도 많아요. 한번 퍼지면 따라잡을 수 없는 속도로 퍼지는 인터넷의 속성상 이런 성범죄는 매우 악질적이라고 볼 수 있습니다.

이러한 음란물은 성에 대한 호기심을 자극합니다. 그런데 이 음란물에서 보여 주는 것들은 다 사실일까요? 그렇지 않답니다. 음란물은 지극히 상업적인 의도로 만들기 때문에 현실과는 동떨어진 내용으로 만들어집니다. 그러므로 음란물에서 보여 주는 잘못된 성 행동과 묘사를 너무 이른 나이에 접하면 왜곡된 성 인식을 갖게 될 수 있습니다.

특히 청소년기는 성 가치관을 만들어 가는 시기입니다. 무턱대고 음란물을 접하다간 자신도 모르는 사이에 그것에 중독되고 일상생활에도 악영향을 끼칠 수 있습니다.

음란물을 지나치게 보는 것이 얼마나 사람을 피폐하게 만드는지 알려 주는 영화가 있습니다. 영화 〈셰임〉은 음란물과 섹스에 중독되어 공허한 삶을 살아가는 남자를 그려 냅니다. 이 영화의 주인공은 생활의 무료함과 외로움을 달래기 위해 음란물과 섹스에 의지합니다. 그러다 보니 점점 음란물의 환상에 빠져 일상생활이 힘들 지경이 되지요.

다음은 영화 〈셰임〉의 주인공 브랜든의 일상입니다.

7:30 샤워

10:00 회의 후 화장실(자위행위)

15:00 회사 컴퓨터 하드 드라이브(음란물 시청)

19:00 핫 플레이스 바(원나잇)

22:00 허드슨 강변의 어두운 골목(성매매)

24:00 침실의 노트북, 마스터베이션, 포르노그래피, 콜걸, 음란 채팅

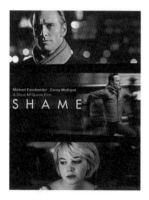

| 영화 〈셰임(Shame, 2011)〉 |
주인공은 음란물 중독으로 24시간 섹스 중독에 사로잡혀서 이중적인 삶을 살아간다.(청소년 관람 불가)

　　브랜든의 일상에는 다른 생활이 끼어들 여지가 없습니다. 그러한 하루를 브랜든이 즐기고 있을까요? 영화 내내 시종일관 브랜든은 텅 빈 표정으로 살아갑니다. 그가 행복해 보이는 순간을 찾기가 어렵지요. 사회적으로 성공한 사람인 브랜든은 왜 이렇게 불행하고 황폐해 보이는 얼굴로 살고 있을까요? 그의 일상은 왜 이렇게 성적 자극으로만 점철되었을까요?

　　브랜든을 이해하기 위해 음란물을 보았을 때 우리 뇌가 어떻게 활동하는지를 살펴보려 합니다. 우리는 재밌는 것을 보거나 흥미로운 일을 경험하면 뇌에서 흥미를 유발하는 호르몬인 '도파민'이라는 물

질이 분비됩니다. 또한 음란물에 노출되었을 때, 우리가 사랑할 때, 행복을 느낄 때도 '도파민'이 분비됩니다. 즉 즉각 보상과 만족을 갈망하는 신경 전달 물질이 바로 '도파민'임을 알 수 있습니다.

그런데 문제는 우리가 도파민에 빠져 아니 쾌락에 빠져, 중독되는 것을 알지 못한다는 것입니다. 즐거운 기분을 많이 느낄수록 뇌에서 도파민이 많이 분비됩니다. 문제는 그 횟수가 잦아질수록 더 큰 자극을 원하게 된다는 것입니다. 그래서 더 큰 쾌락을 위해 불법적인 행동임을 알면서도 이성을 잃고 계속해서 성적 자극만 쫓아다니게 되는 것입니다.

이렇듯 음란물이 뇌에 끼치는 영향을 알게 된다면, 절대 음란물을 가까이해서는 안 된다는 걸 알 수 있을 것입니다. 특히나 어린 나이에 노출될수록 악영향은 커집니다.

또한, 많은 성교육 전문가들은 음란물을 많이 볼수록 데이트 성폭력 등의 가해 행동이 더 많이 나타난다고 합니다. 음란물 대부분에서 여성은 주로 남성에게 굴복하고 성적 쾌락을 위해 도구로 이용당하는 모습으로 등장합니다. 이러한 음란물을 자주 보면 자신도 모르게 폭력적인 성 행동이나 상대방을 존중하지 않고 성적 도구로 여기는 행동을 모방할 수 있습니다. 게다가 현실 속 인간관계, 예절, 상황과는 전혀 다른 단지 성적 표현물 속 설정된 상황들이 마치 정상적인 것처럼 보이게 된다는 문제가 생깁니다. 이에 따라 왜곡된 성 의식인 '여성 비하'라는 잘못된 인식을 심어 줄 수도 있습니다.

음란물, 어릴수록 나도 모르게 중독되기 쉽다

전국 교직원 노동조합이 조사한 '초등 6학년 어린이의 성의식 및 성교육 실태'에 따르면 처음 음란물을 접하는 시기로 6학년(35.5%)과 5학년(34.5%)이 70%를 차지했습니다(2017). 여성가족부가 발표한 '2020 청소년 매체이용 및 유해환경 실태조사'에 따르면 최근 1년간 초등학생의 성인용 영상물 이용률은 33.8%로 2018년(19.6%) 대비 급증했습니다(2020). 점차 나이가 어려지고 있어 초등학교 4학년만 되어도 성인용 음란물에 노출되는 경우가 많고, 고학년일수록 언니, 오빠들의 영향으로 접하는 경우가 많습니다.

부천시 청소년 성문화센터장은 "초등학교 저학년부터 음란물을 접하면 이를 놀이로 인식한다."고 말하며, 음란물의 악영향에 대해 우려를 표했습니다. 음란물은 인터넷, 텔레비전, 만화책 등 학생들이 즐겨 보는 매체를 이용해 일상생활로 파고들기 때문에 학생은 스스로 얼마나 음란물에 밀접해 있는지 깨닫지 못할 수도 있습니다.

최근 들어 N번 방 사건이 터지면서 불법 성적 촬영물의 심각성도 대두되고 있습니다. 아청법(아동·청소년의 성보호에 관한 법률)에서는 '아동·청소년 음란물'이라는 법률 용어를 '아동·청소년 성 착취물'이라는 용어로 개정했습니다(2020). 어린이, 청소년을 이용한 성적 표현물의 경우 '음란물 단속 처벌'에 해당하여 강력한 처벌을 받게 됩니다. 다만 해외에서 제작된 상업적인 음란물은 예외인데 "상업적 음란물은 당사자의 동의하에 제작된 것으로 본다."라고 하여 처벌되지 않는 것이지요. 하지만 "당사자의 동의 없이 불법으로 제작되거나 유포되는 불법 성 착취물"은 처벌을 받습니다.

'N번 방 방지법(성폭력 처벌법 개정안)'에서 말하는 불법 성적 촬영물은 상업적 음란물과는 다른 것으로 그저 보는 것만으로도 처벌됩니다. 이제는 '미성년자 성 착취물 구매죄'도 적용됩니다. 기존에는 불법 성적 촬영물을 소지한 사람만 처벌할 수 있었지만 앞으로는 구매한 기록이 있는 사람도 처벌받을 예정입니다. 이 법은 불법 성적 촬영물을 본 후 지웠다고 해도 처벌할 근거가 됩니다.

음란물을 일단 접하면 멀리하기란 참 어렵습니다. 설령 이러한 음란물을 보아도 중독되지 않도록 해야 합니다. 운동이나 다른 활동 영역을 늘려 이러한 자극에서 벗어나도록 노력해야겠습니다.

음란물을 보면 공격성이 강해진다?

EBS TV '다큐프라임 아이의 사생활 II' 제작진은 전남대 심리학과 윤가현 교수 연구팀과 함께 '음란물과 공격성의 연관성에 대한 실험'을 실시했습니다. 그 결과, 음란물 영상물을 보면 다른 영상물을 보는 것보다 공격성이 높아지는 것으로 나타났습니다. 실험 내용은 다음과 같습니다. 남자 대학생 120명을 세 집단으로 나눠 각각 자연 다큐멘터리, 일반 음란물, 폭력적 음란물 등 세 가지 영상물을 15분 동안 보게 했습니다. 그런 다음 다트 던지기를 했지요. 공격성 측정 방법으로 다트판 위에 붙여 놓은 사람 표적과 사물 표적 중 사람 표적에 다트를 던지는 빈도를 확인했습니다.

실험 결과, 자연 다큐멘터리 그룹은 평균 0.3회, 일반 음란물 그룹은 1.4회, 폭력적 음란물 그룹은 2.4회로 나타났습니다. 즉 폭력적인 음란물을 본 그룹이 자연 다큐멘터리를 본 그룹에 비해 8배나 높은 공격성을 보인 것입니다.

자꾸 의심하고 짜증을 내요. 데이트 폭력인가요?

"같은 학교에 다니는 남자 친구가 연락을 잘 받지 않는다는 이유로 폭행을 하고, 밤에 영화를 같이 보다가 졸리다는 이유로 주먹으로 머리를 치거나 화가 나면 자주 욕을 합니다. 어떻게 하는 것이 좋을까요?"

한 여고생이 포털 사이트에 올린 질문입니다. 사귀는 사이에 이런 폭력을 행사한다면 어떻게 그 관계가 유지될 수 있을까요? 그런데 연인 관계에서 폭력을 행사하는 일이 늘어나고 있습니다. 이것을 '데이트 폭력'이라고 부릅니다.

데이트 폭력은 연인 사이에서 일방적으로 행하는 신체적, 정서적,

229

성적 폭력을 말합니다. 신체적 폭력 외에도 연인을 통제하고 감시하는 정서적인 행위, 욕설 등도 데이트 폭력에 해당합니다.

이러한 데이트 폭력은 십 대 사이에서도 일어납니다. 십 대에는 관계에 대한 경험이 부족해 자기중심적으로 보게 되고, 자기 잣대로 상대방을 판단하는 일이 많습니다. 이성 교제 중에 겪는 충동이나 분노에 대처하는 방법이 미숙하므로 폭력적으로 행동하기 쉽습니다.

십 대의 데이트 폭력은 주로 연락에 집착하거나 다툼이 있을 때 거친 욕설을 퍼붓는 것에서 시작합니다. 그러다가 점점 수위가 세지고 신체 폭력으로 이어지지요. 아무리 서로 사랑해도 상대방이 원하지 않는 행위는 모두 강요이며 폭력임을 알아채고, 폭력을 겪으면 반드시 도움을 요청해야 합니다.

실제로 여학생의 경우, 피해를 보고도 누군가와 교제한다는 소문이 나는 게 부담스러워, 소위 '헤프다'는 이미지가 형성될까 봐 쉽사리 도움을 요청하지 못하는 일이 많습니다. 반면 가해자들은 더 당당하게 아무 일 없었다는 듯이 학교생활을 해서 피해자들이 정신적인 고통을 받게 되지요. 이렇다 보니 문제를 해결하지 못해 직접 응징하겠다며 잘못된 마음을 먹는 상황도 일어납니다.

작은 불씨가 엄청난 화마로 키워지다

폭력은 처음부터 거대하게 다가오지 않습니다. 사귀는 사이에도 때론 편하다는 이유로, 사랑으로 감쌀 수 있다는 이유로 존중하지 않고 사소한 것부터 강제하는 일들이 일어납니다. 사랑한다는 어처구니없는 이유를 대면서 상대방을 통제하고 장난스럽게 폭력을 시작합니다. 가볍게 그러다 점점 큰 힘을 휘두르게 되지요.

그러다 보니 폭력이라는 것을 제때 인식하지 못하고, 주위에 도움 요청이 늦어져 폭력이 반복될 수 있습니다. 연인 사이에 일어난 사소한 다툼은 '사랑 싸움'이라고 받아들여서 데이트 폭력을 제때 감지하지 못하기도 하고요. 그러나 폭력을 당하는 쪽은 상해뿐만이 아니라 상대방을 향한 실망과 배신감으로 심각한 정신적 피해를 입을 수 있습니다.

한편 정서적인 학대 가운데 '가스라이팅(Gaslighting)'이라는 표현을 많이 보게 됩니다. '가스라이팅'은 '상대방의 심리나 상황을 조작하여 스스로 현실감과 판단력을 잃게 만들어 상대방을 통제하는 것'을 말합니다. 이 경우, 피해자는 자신이 피해를 당했는지도 모를 수 있습니다. 작은 행동, 말들로 서서히 피해자의 정신을 장악해 나가기 때문입니다. 예를 들면, "너는 나 아니면 누구도 만날 수 없어."라는 말을 반복한다거나 "주위 친구들의 말은 듣지 마. 질투 나서 그러는

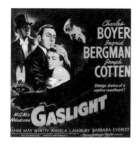

| 영화 〈가스등(Gaslight, 1944)〉 |
남편은 집안의 가스등을 일부러 어둡게 만들고는 아내가 집안을 어두워지게 한 것처럼 생각하게 만들고 또 말하게 합니다. 그 결과, 아내는 점점 판단력이 흐려지고 현실 인지 능력이 사라지게 되어 남편에게 의존하게 됩니다.

거니까 내 말만 들어." 등으로 가해자에게 점차 의존하게 만듭니다. '가스라이팅'을 이용한 심리적인 폭력도 데이트 폭력입니다.

데이트 폭력은 성별을 불문하고 일어날 수 있지만, 대부분의 경우 남성이 여성에게 가하는 일이 많습니다. 사랑하는 관계를 들먹이며 행하는 폭력과 억압은 절대로 사랑일 수 없습니다. 이러한 폭력은 나와 상대방 모두에게 독이 된다는 것을 알아야 하고, 데이트 폭력을 당했을 때는 절대로 참지 말고 경찰에 신고해야 합니다. 쉽게 이해할 수 없는 말이나 행동 또는 나에 대한 폭력이나 강요를 느꼈다면 믿을 만한 사람에게 알려 도움을 청하고 전문가와 상담 치료를 받아야 합니다.

이제 데이트 폭력에 현명하게 대처하는 방법을 알아봅시다.

첫째, 데이트 폭력을 당했을 때 단호하게 거부를 합니다.

둘째, 혼자서 고민하지 말고, 어른들의 도움을 받고, 112나 1366에 상담을 받습니다.

셋째, 내가 부족해서 폭력을 당하는 것이라고 자신을 비난하지 않습니다.

넷째, 데이트 폭력이라고 느껴지면 증거 자료를 남기도록 합니다.

다섯째, 폭력은 점점 강도가 세지고, 습관이 됩니다. 내가 상대방을 고쳐봐야지 하는 생각은 매우 위험합니다. 관계가 발전해 결혼으로 이어진다면 가정 폭력이 될 수도 있습니다.

"배신감도 들고 무섭기도 해요. 어떻게 벗어나야 할까요?"

다음 사연을 살펴보아요.

Q 저는 중2이고 남친은 중3입니다. 사귄 지는 두 달 되었어요. 지난주 일요일 남친이랑 찜질방에 갔습니다. 영화를 보다가 잠이 와서 1인용 황토굴 안에 들어가서 누워 잤는데 깨어 보니 남친이 제 찜질복 안에 손을 넣어 만지고 있었습니다. 얼마나 놀랐는지 몰라요. 다른 사람이 볼까 봐 겁이 나서 얼른 손을 치우고 밖으로 나왔어요. 남친이 미안하다고 사과하면서 잠을 깨우려고 그랬다고 해서 그냥 넘어갔습니다. 그런데 어젯밤에는 남친이 통닭을 시켰다고 같이 먹자고 해서 남친 집에 갔는데 갑자기 그거 하자면서 방으로 저를 끌고 가더니 강제로 했어요. 발로 차고 울기도 했는데 힘으로 이길 수가 없었어요. 배신감도 들고 너무 당황스럽고 무서워요. 어떻게 해야 할까요?

A 이성 교제 시 성적인 관계에서도 서로 대화를 통해 합의해 나가는 과정이 매우 중요합니다. 감정에 치우쳐서 명확하게 의사를 밝히지 않으면 서로 다른 기대를 하면서 오해가 쌓일 가능성이 커집니다. 그건 관계를 망치는 지름길이 되지요. 그러니 싫으면 "싫다."라고 정확하게 표현하고 행동을 중지시켜야 합니다. '이게 데이트 폭력인가?' 같은 뭔가 이상한 기분이 든다면 얼른 그 자리를 피하는 것이 좋습니다. 만약 데이트 성폭력을 당했다면 경찰(112)에 신고하고 부모님이나 선생님께 알립니다. 성폭력을 당한 날짜와 시간을 기록하고 메시지나 대화 내용 등 증거 자료를 남기는 것을 잊지 마세요.

나도 모르게 성폭력의 가해자가 될 수도 있다면?

2020년 봄 N번 방 사건으로 폭넓은 성교육의 중요성을 절실히 깨닫게 되었습니다. 성교육 전문가들은 이제는 성교육의 방향을 "'피해자 되지 않기'에서 '가해자 되지 않기'로 방향으로 바꿔야 한다."고 이야기합니다. 내가 한 행동이 성범죄인 줄도 모르고 하는 이들이 많기 때문입니다.

성에 대한 문화가 빠르게 변하면서 성범죄에 대한 법적 조치도 강해지고 있습니다. 이제는 성폭력 교육에서 피해자 교육도 중요하지만, 가해자에 대한 교육 또한 중요합니다. 자신도 모르게 성폭력 가해자가 될 수 있기 때문입니다.

"피해자 혹은 가해자가 되지 않기 위해 어떻게 해야 할까요?"

우리는 시대에 알맞은 '성인지 감수성'을 지녀야 합니다. '성인지 감수성'은 일상생활 속에서 성에 대한 차별과 불균형을 인지하는 능력을 말합니다. 사회에서 생활하면서 자신도 모르게 불평등한 행동을 한다면 나 역시 성폭력의 가해자가 될 수 있기 때문입니다. 나도 모르게 가해자가 되지 않으려면 성적 행위를 할 때는 반드시 '성적 동의'가 필요하다는 것을 기억해야 합니다.

성폭력을 판단하는 핵심은 '상대방이 동의했는가'입니다. 상대방이 동의했다는 것은 그 사람이 자유로운 상태에서 자발적으로 행동했다는 것을 의미하며, 그 행위의 과정을 바르게 인식하고, 정확히 인지했음을 의미합니다.

성폭행 가해자가 현재 혹은 과거의 연인이라 할지라도 이것이 곧 동의를 의미하지는 않습니다. 그래서 더욱 성적 동의에 귀 기울이고, 이를 제대로 인식해야 합니다. 내가 짐작으로 상대방이 동의했다고 착각할 수도 있으니, 반드시 'yes'라는 대답을 확인해야 합니다.

또 스킨십에도 동의가 반드시 따라야 합니다. 예를 들어 이성 친구에게 가벼운 포옹이나 뽀뽀를 하는 것도 신체적, 심리적 동의를 얻어야 하지요. 당사자들은 친숙함을 표현하고자 스킨십을 하기도 하는데 이것이 성폭력으로 번지는 사례가 종종 있습니다. 그러니 반드시 동의를 명확히 얻고, 그 경계도 분명히 해야 합니다.

모르고 가해자가 되는 일도 있지만, 알면서 행하는 경우도 있습니다. 더 나쁜 가해자이지요. 이런 가해자는 의도적으로 피해자의 취약점을 미리 파악하고, 피해자를 선택한다는 점에 문제가 있습니다.

성폭력은 주로 '힘의 관계'에서 많이 나타납니다. 학교에서 가해자들은 주로 외로운 친구들에게 의도적으로 접근하여 목표로 삼을 때가 많습니다. 거부 의사를 잘 표현하지 못한다는 것을 알고 있기 때문이죠. 외로운 친구들은 자신에게 다가오는 친구들을 잘 거절하지 못합니다. 이런 부분을 악용하는 가해자들이 많이 있습니다.

혹시나 이와 비슷한 친구들이 다가온다면, 아무리 정서적으로 기대고 싶은 마음이 들더라도 힘에 의해 억눌리고 당하는 관계에서는 벗어나야 합니다. 이런 관계는 안 맺느니만 못한 관계입니다. 확실하게 거절할 수 있도록 단호하게 자신의 의사를 표현해야 합니다.

내 편이 되어 줄 누군가가 없다는 생각이 든다면, 선생님이나 부모님 모두 나의 편임을 잊지 말았으면 합니다. 도움을 요청하고 위험에 노출되었을 때 홀로 대응하기보다는 도움을 받아 대응했으면 합니다.

성폭행의 핵심은 '동의'입니다.

우리는 평소 동의라는 말을 자주 쓰지요. 그래서인지 동의에 대해 서로 다른 정의와 생각을 가진 경우가 있습니다. 그렇다면 성관계에서 '동의'란 무엇일까요? 다음 동의에 대한 기준을 살펴보아요.

1. 상대방의 거절을 진지하게 받아들입니다.
2. 성적인 행동을 억지로 강요하지 않습니다.
3. 성 행동 후에 일어날 수 있는 결과를 예상해 봅니다.
4. 상대방의 의사를 내 마음대로 판단하거나 추측하지 않습니다.
5. 나의 욕심을 채우기 위해 상대방의 무기력한 상태(술, 약물 등으로 정신이 없는 경우)를 이용하지 않습니다.

사진 한 장 보냈을 뿐인데, 디지털 성범죄라고요?

우리는 디지털 시대를 살고 있습니다. 휴대 전화나 컴퓨터에서 수많은 사람과 다양한 방식으로 교류하지요. 청소년들은 디지털 세대, 네트워크 세대, 앱(App) 세대로 디지털 미디어를 능숙하게 사용합니다. 이제는 디지털이라는 가상의 공간도 하나의 사회가 되었습니다. 그에 따라 디지털상에서도 다양한 성범죄가 일어나고 있습니다.

'알페스(실존 인물을 사용해서 쓴 동성애 음란물 패러디)'라는 용어가 있습니다. '알페스'는 실제 남자 아이돌을 동성애 소설의 주인공으로 삼아 변태 성행위를 묘사하는 성범죄 행위입니다. 피해자의 상당수는 아직 미성년자이거나 갓 사회 초년생이 된 아이돌들이라고 밝혀졌습니다.

'딥페이크(허위 영상물)'라는 말도 있습니다. 특정 유명인이나 일반인의 얼굴 등을 인공 지능(AI) 기술을 이용해 성적인 영상물에 합성하는 것을 말합니다. 이와 같이 디지털 기기 및 정보 통신 기술을 이용하여 카톡방 성폭력, 게임 내 성폭력, 사이버 스토킹, SNS 괴롭힘, 성적 촬영물 비동의 유포, 사진 합성 후 게시 등 온·오프라인의 성적 괴롭힘을 통틀어 '디지털 성범죄'라고 합니다. 이 디지털 성범죄 유형을 하나씩 살펴보겠습니다.

1. **불법 촬영** 신체를 동의 없이 촬영하는 것은 범죄입니다.
2. **불법 성적 촬영물 유포 및 게시** 촬영물을 동의받지 않고 유포하거나 사이트에 게시하는 것도 범죄입니다.
3. **불법 성적 촬영물 소비** 불법 촬영물을 보는 것도 범죄입니다.
4. **불법 성적 촬영물 공유 및 유통** 불법 촬영물을 웹 하드나 사이트에 공유 또는 유통하는 것도 범죄입니다.
5. **사진 합성** 타인의 사진을 성적인 사진으로 합성하는 것도 범죄입니다.
6. **유포 협박** 촬영물을 유포하겠다고 협박하여 금전이나 성 행동 등을 요구하는 것도 범죄입니다.
7. **사이버 성폭력** 단톡방 등 사이버 공간에서 성적 언행을 하는 것도 범죄입니다.

놀랍게도 제가 일하는 학교에서도 디지털 성범죄가 일어난 적이 있습니다. 채팅 앱을 통해 상대에게서 전송받은 남성 성기 사진을 한 학생이 학급 단체톡방에 올리고, 학생들이 그것을 함께 본 일이 있었습니다. 어떤 학생들은 놀라서 단톡방을 탈퇴했고, 어떤 학생은 다운 받아 다른 친구에게 보내기도 했고, 특히 한 남학생은 여학생들에게 구경하라고 톡방에 초대까지 한 사건이었지요.

초등학교 5학년 학생들이 학급 단톡방에서 음란물을 공유하면서도 이것을 범죄라고 전혀 생각하지 않고 장난이나 놀이로 여기고 있었습니다. 이것이 음란물 유포죄에 해당하는 디지털 성범죄임을 모르고 한 행동인 거죠. 이 사건으로 경찰에 신고를 하고 대대적인 상담을 진행했습니다.

또한 초등학생들 사이에서 엄마의 모습을 몰래 촬영한 뒤 인터넷에 올리는 행동이 유행처럼 퍼져 문제가 된 적도 있습니다. 한 키즈 유튜버가 자신의 엄마가 놀라는 모습, 엄마가 화장하는 모습 등을 찍어 올린 것을 시작으로 초등학생들 사이에 놀이처럼 번진 것이지요. 일명 '엄마 몰카'라고 불리는 이 사건은 다행히 부모님이 발견하자마자 삭제했지만, 학생은 자기가 뭘 잘못한 것인지 모르는 상태였습니다. 이러한 행동들을 '장난이나 놀이'로 생각하면 큰일이 납니다. 다른 사람의 소중한 몸을 허락 없이 촬영하는 것은 범죄이기 때문입니다.

대표적인 디지털 성범죄 사건인 'N번 방 사건'에서도 피해자는 물론 가해자 상당수가 십 대였습니다. 경찰청에 따르면 검거된 디지털 성범죄 피의자 221명 가운데 십 대는 65명으로 전체의 약 30%를 차지했어요. 이 중에는 범행 당시 초등학생이었던 12세 중학생도 있었습니다.

피해자가 된 사람들은 쉽게 회복하지 못할 상처를 지닌 채 살아가야 하지만 가해자의 처벌은 고작 1년 정도였습니다. 그러나 이 사건으로 디지털 성범죄의 심각성을 많은 사람이 여실히 느끼게 되었지요.

디지털 성범죄는 성범죄 처벌 등에 관한 특례법인 '제13조 통신매체이용 음란죄', '제14조 카메라등이용촬영, 반포, 유포 협박, 강요죄'에 의해 처벌을 받을 수 있습니다. 이에 따르면 자기 또는 다른 사람의 성적 욕망을 목적으로 전화, 우편, 컴퓨터 등 통신매체를 이용해 성적 수치심이나 혐오감을 일으키는 말이나 소리, 글, 그림, 영상 또는 물건을 상대방에게 전달한 사람은 처벌을 받게 됩니다. 처벌 수위는 2년 이하의 징역 또는 2천만 원 이하의 벌금에 처합니다.

생각 토크

상대방의 생각이 내 생각과 다를 수도 있어요.

Q 중학교 1학년입니다. 저는 요즘 헬스를 하고 있어요. 근육으로 단단해진 복근을 자랑하고 싶어, 여자 친구에게 보내 주었어요. 이것도 범죄인가요?

A 십 대는 자신의 외모에 관심이 많은 시기입니다. 자신의 근육을 자랑하고 싶은 욕구는 충분히 이해가 갑니다. 하지만 여자 친구가 이해한다면 다행이겠지만, 혹시 거부감을 표현한다면 성범죄의 가해자가 될 수도 있습니다. 사진을 다른 친구에게 보낼 때는 주의해야 합니다.

남친과의 성관계 영상이
온라인에 있어요

　몇 해 전에는 디지털 성범죄와 관련해 모 연예인의 사건도 있었지요. 잘 사귀던 연인과 어떤 이유로 인해 문제가 생겼고, 한쪽이 결별을 요구하면서 폭행이 일어났죠. 서로 감정싸움이 되자 평소 찍어 두었던 성관계 동영상을 메신저 톡에 공개한다면서 협박을 한 거예요. 이 사건으로 인해 '리벤지 포르노(Revenge Porn)'라는 용어도 주목받기 시작했어요.

　리벤지는 '복수한다'라는 뜻입니다. '리벤지 포르노'는 정확히 말하면 당사자의 동의 또는 인지 없이 배포되는 음란물 영상을 말합니다. 이는 주로 연인 사이에서 동의 없이 또는 동의하에 동영상을 찍고 추후 연인과 이별하는 과정에서 협박의 수단으로 악용되는 경우가 많지요. 즉 헤어진 연인에게 보복할 목적으로 사귈 당시 촬영한 성적인 사진이나 영상을 유포하는 것으로, '연인 간 보복성 음란물'이라고도 합니다.

추억을 위한 성관계 동영상?
'리벤지 포르노'로 돌아올 수도!

서로 좋은 감정으로 사귀던 때에는 동의하에 동영상을 촬영했겠지만, 헤어질 때는 좋지 않은 감정에 복수의 도구로 악용될 우려가 있습니다. 동영상을 편집해 특정 집단에 유포하기도 하고, 지인들과 함께 돌려 보는 사례들도 늘고 있어요. 그러니 아무리 연인이 원하다 해도 이러한 영상물, 사진은 절대로 찍어서는 안 됩니다. 이러한 리벤지 포르노는 분명한 불법 행위이며 처벌 대상이 된다는 것을 잊어서는 안 됩니다.

이러한 '리벤지 포르노' 사건들이 청소년들 사이에도 일어납니다. 어른에 비해 이런 부분에 대처 능력이 부족한 청소년들은 더 크게 피해를 볼 수밖에 없어요. 한번 유포된 영상물은 삭제해도 휴지기를 거쳐 또다시 유포될 가능성이 매우 큽니다, 그러다 보니 피해자는 얼굴이 노출되어 신상 공개가 되거나 영원히 유포를 막을 수 없을 거라 생각해 우울증에 걸리거나 심지어는 자살을 생각하기도 합니다.

'리벤지 포르노'는 성폭력범죄의 처벌 등에 관한 특례법 제14조(카메라등이용촬영)에 적용되는데, 이 법을 자세히 살펴볼까요?

① 카메라나 그 밖에 이와 유사한 기능을 갖춘 기계장치를 이용하여 성적 욕망 또는 수치심을 유발할 수 있는 사람의 신체를 촬영대상자의 의사에 반하여 촬영한 자는 7년 이하의 징역 또는 5천만 원 이하의 벌금에 처한다.

② 제1항에 따른 촬영물 또는 복제물(복제물의 복제물을 포함한다. 이하 이 조에서 같다)을 반포·판매·임대·제공 또는 공공연하게 전시·상영(이하 "반포등"이라 한다)한 자 또는 제1항의 촬영이 촬영 당시에는 촬영대상자의 의사에 반하지 아니한 경우(자신의 신체를 직접 촬영한 경우를 포함한다)에도 사후에 그 촬영물 또는 복제물을 촬영대상자의 의사에 반하여 반포등을 한 자는 7년 이하의 징역 또는 5천만 원 이하의 벌금에 처한다.

③ 영리를 목적으로 촬영대상자의 의사에 반하여 「정보통신망 이용촉진 및 정보보호 등에 관한 법률」 제2조제1항제1호의 정보통신망(이하 "정보통신망"이라 한다)을 이용하여 제2항의 죄를 범한 자는 3년 이상의 유기 징역에 처한다.

자, 어떤가요? 몰래 동영상을 촬영한 경우는 몰래카메라 혐의로 정의되고, 이에 따른 영상을 보유하는 것만으로도 문제가 됩니다. 또한, 영상으로 협박했을 경우에는 협박죄가 추가됩니다. 영상에 대한 협박죄는 결코 가볍지 않다는 걸 유념해야 합니다. 이러한 디지털 성범죄에 피해를 당했다면 절대 혼자 해결하려고 해선 안 됩니다. 다음과 같이 피해자를 지원하는 기관들이 있으니 도움을 받아야 합니다.

1. 여성 긴급 전화 국번 없이 1366

2. 여성가족부 디지털 성범죄 피해자 지원 센터 02-735-8994

   온라인 게시판(www.women1366/stopds)

3. 한국사이버성폭력대응센터(www.cyber-lion.com) 02-817-7959

4. 한국여성인권진흥원 카카오 상담(카카오톡 검색창에서 'women1366'으로

   검색)

5. 청소년 사이버 상담센터 1388(24시간 전화상담), #1388(24시간 문자 · 카카

   오톡 상담)

6. 방송 통신 심의 위원회 국번 없이 1377

혹시 위 기관에 상담했다가 내 상담 내용이 부모님이나 학교에 알려지지 않을까 걱정하거나 혹은 이런 곳에 전화한다고 해결이 될까 고민하는 분도 있을 거예요. 하지만 걱정하지 않아도 됩니다. 상담은 비밀 보장이 된답니다. 혹시 주위에 알려지더라도 그로 인한 피해보다 디지털 성범죄의 피해가 훨씬 더 크다는 것을 명심하세요. 냉정하게 판단하고 대처해야 합니다.

가장 중요한 것은 성관계 영상물을 촬영하지 않는 것입니다. 추억을 위해서 간직한다고 해도, 해킹을 통해서 온라인상에 유출될 수도 있거든요. 그리고 헤어질 때 불안함을 안게 되고 실제로 걸림돌이 될 수도 있어요. 사랑한다는 이유로, 추억이라는 이유로, 성관계 동영상을 찍어서도 안 되고, 찍자고 해서도 안 됩니다. 그건 사랑하는 것이 아니에요. 혹시 지금 그런 동영상을 갖고 있다면 바로 동영상을 없애

야 합니다.

또한, 내 일이 아니지만 그러한 불법 촬영물을 접하게 된다면 이에 대한 문제의식을 느끼고 보지도 말고 클릭도 하지 말아야 합니다. 그래야 누구든지 가해자도 피해자도 되지 않습니다. 사람의 몸은 소중한 것입니다. 벗은 몸을 성적 대상으로만 생각하는 문화를 바꿔야 하며, 사람의 몸에 대해 소중히 여기는 성 문화를 다 함께 만들어야 한답니다.

'리벤지 포르노'는 엄연히 범법 행위가 됩니다. 일반적으로 음란물을 온라인에 유포했다면 '정보통신망법'에 처벌을 받지만 불법 촬영을 통하여 유포하였다면 '성폭력 처벌법'에 따라 처벌받게 됩니다. 이에 해당하는 법률을 더 구체적으로 살펴봅시다.

1. 상대방의 동의 없이 촬영한 경우, 촬영 당시에는 촬영에 동의했더라도, 의사에 반해 유포한 경우에는 성폭력 처벌법 제14조(카메라등이용촬영)에 의한 처벌을 받습니다. 이는 '7년 이하의 징역 또는 5천만 원 이하의 벌금형에 처할 수 있다'는 내용입니다.

2. 성적 욕망 또는 수치심을 유발할 수 있는 촬영물 또는 복제물(복제물의 복제물을 포함한다)을 이용해 사람을 협박한 자는 협박죄로 처벌을 받습니다. 이는 '1년 이상의 유기징역에 처할 수 있다'는 내용입니다.

3. 촬영한 동영상을 당사자에게 카카오톡으로 전송한 경우, 또한 성적 욕망을 유발하거나 만족시킬 목적으로 전화, 우편, 컴퓨터, 그 밖의 통신매체를 통하여 성적 수치심이나 혐오감을 일으키는 말, 음향, 글, 그림, 영상 또는 물건을 상대방에게 도달하게 한 경우도 성폭력 처벌법 제13조(통신매체이용음란죄)로 처벌을 받습니다. 이는 '2년 이하의 징역 또는 2천만 원 이하의 벌금형에 처할 수 있다'는 내용입니다.

참고문헌

경상북도교육청, 초·중·고 성교육 워크북(소중한 성, 행복한 우리), 2020

교육부, 학교 성교육 표준안, 2015

여성가족부, 2019년 성매매 실태조사, 2019

여성가족부, 2020 청소년매체이용 및 유해환경 실태조사, 2020

인천광역시교육청, 성폭력 예방 가이드북, 2015

전국 교직원 노동조합, 초등 6학년 어린이 성의식 및 성교육 실태, 2017

질병관리청, 주간 건강과 질병, 제13권 제10호, 2020

질병관리청, 청소년 건강형태 온라인 조사, 2019

한국여성정책연구원, 청소년 성교육 수요조사, 2019

한국여성정책연구원, KWDI Brief 제56호, 2020

뮤지컬 <제이미>, 2020

영화 <가스등(Gaslight)>, 1944

영화 <나의 장미빛 인생(My Life In Pink)>, 1998

영화 <러브, 로지(Love, Rosie)>, 2014

영화 <셰임(Shame)>, 2011